睡眠障害の子どもたち

子どもの脳と体を育てる睡眠学

大川匡子　編著

公益財団法人精神・神経科学振興財団、
睡眠健康推進機構　機構長
医療法人社団絹和会
睡眠総合ケアクリニック代々木　理事

子どもの
こころの
発達を知る
シリーズ

06

合同出版

シリーズ「子どものこころの発達を知るシリーズ」は、まずは親、教師、地域の保健福祉の担当者、そしてプライマリケアを担う小児科医をはじめとする子どもの心の健康を身近で支え、子どもの心の諸問題に最初に関わることになる大人たちに、精神疾患やその関連領域の問題に関するバランスのよい情報を提供する目的で企画されました。

本シリーズは、疾患や問題の概念を現在世に流れているような誤解や偏見から解き放ち、正しく中立的な概念をわかりやすく提供し、定義、診断、治療・支援、予後など、それらの全体像を知ってもらう手助けとなることを目指します。

とりわけ身近な大人たちが、自分に何ができるか、何をなすべきかについて考え始めるきっかけとなるようなシリーズになったら素晴らしいと思っています。

シリーズ監修者　齊藤万比古

はじめに

　昔から「子どもはよく眠る」「寝る子は育つ」などといわれているように、子どもの睡眠にはあまり大きな問題はないと考えられてきました。そのような時代には、夜泣き、夢中遊行、夜驚《やきょう》、夜尿、歯ぎしりなどはもっぱら心理的な問題として、発達期の子どもや母親のストレスなどが関連するのではないか、という視点でとりあげられてきました。

　しかし、最近では成人の4～5人に1人が睡眠になんらかの問題を抱えていて、その多くは、さまざまな症状から不眠症、睡眠時無呼吸障害など90種もの診断名がつけられています。子どもについてもアメリカでは3人に1人が睡眠になんらかの問題をもっていると報告されています。わが国でも少しずつ子どもの睡眠が注目を集めるようになり、さまざまな症例が報告されるようになっています。

　子どもの睡眠の問題は、本来の睡眠の役割が十分に果たされないと、子どもの心身の成長や発達に大きな影響を与えて、子どもの一生が不利になってしまうことです。とくに、こころの問題が睡眠と深く関連していることから、子どもの睡眠の問題は、社会的問題として、たびたびとりあげられてきました。子どもをとりまく睡眠環境は近年、大きく変化し、夜遅くまで明るい照明の下で勉強したり、遅い時間に夜食を食べたり、生体リズムの原則から大きく外れて生活している子どもが大勢います。

また、携帯電話やゲーム機が急速に普及し、文部科学省の全国学力・学習状況調査（２０１２年）によると、その保有率は中学3年生で60%、小学6年生では35%を超えています。これに呼応するように、平日2時間以上インターネットをしている中学生は24%もいます。携帯電話やパソコンの長期使用が、子どもの睡眠や健康にどのような影響を与えるのかを調べた研究も進んできています。このようなツールが子どもに及ぼす問題点として、①依存性、②犯罪への関与、③心身の健康への悪影響、の3つがあげられます。

具体的には、携帯電話、パソコンとかかわっている時間が長くなった分、睡眠時間が短くなり、その結果、睡眠不足となって、昼間の眠気・居眠りや、集中力・注意力・意欲の低下につながり、昼間の学習、生活へ悪影響を及ぼしています。また、抑うつ状態、不安・焦燥・易怒性《いどせい》（キレる）など、こころにも悪い影響を与えています[1)2)3)4)5)]。

子どものこころを理解するために、本巻でとりあげた睡眠障害を知り、治療や予防に役立てることにより、子どもの健全な育成を考えてみることにしましょう。

著者を代表して

公益財団法人精神・神経科学振興財団、睡眠健康推進機構機構長

医療法人社団絹和会睡眠総合ケアクリニック代々木理事

大川匡子

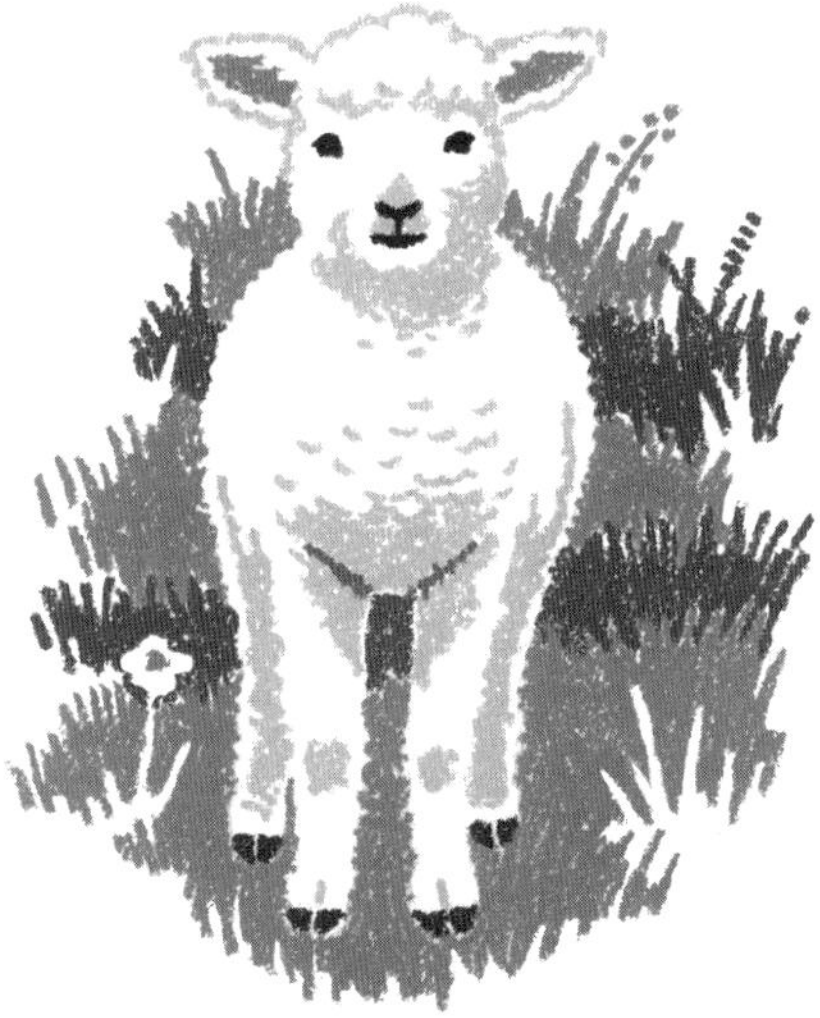

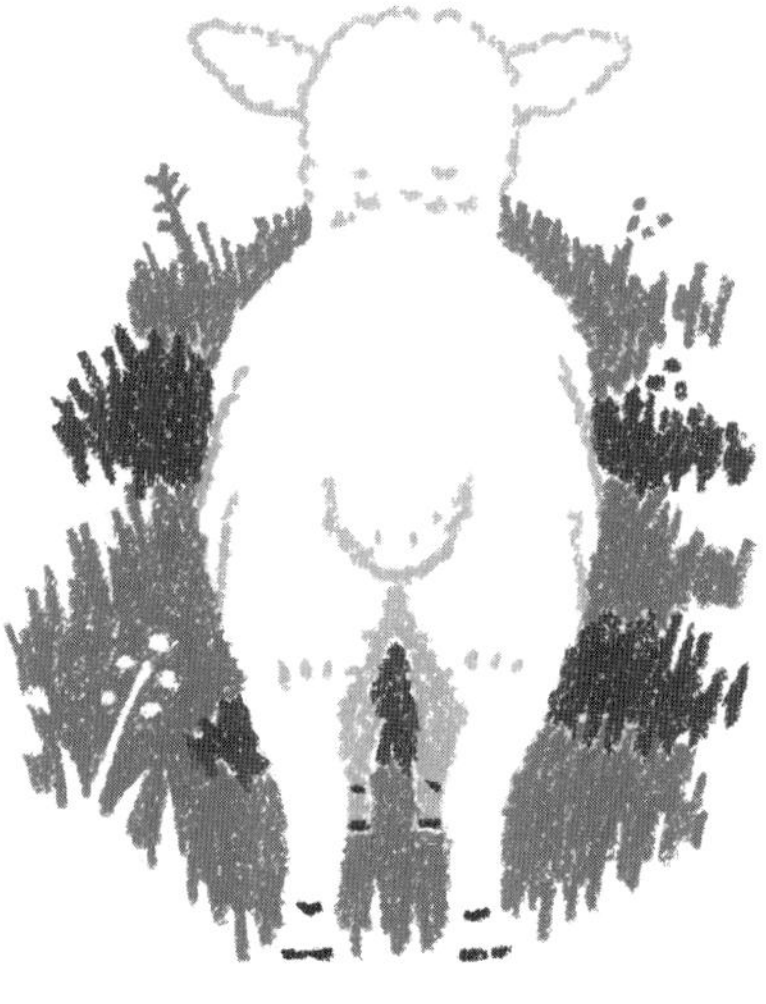

第１章

子どもの睡眠の発達、メカニズム

1 赤ちゃんから大人までの睡眠の発達

ヒトは生まれてすぐは、短い周期で睡眠と覚醒をくりかえす多相性睡眠を示します。新生児は、3～4時間眠ってはお乳を飲み、また3～4時間眠るということをくりかえします。生後7週あたりから昼間に覚醒の時期が集中するようになり、生後16週までにサーカディアンリズム（約24時間の生体リズム）が形成されます。昼間、目覚めている時間が多くなり、夜に集中して眠るようになります。生後6カ月くらいになると、夜の主睡眠と午前、午後各1回ずつの昼寝にまとまってきます。さらに、1歳頃から午前中の昼寝がなくなり、昼寝が午後1回になります。

図1-1は、24時間の総睡眠時間と夜間時間帯の睡眠時間（上図）と日中の昼寝回数（下図）の年齢別推移を示したものです。[1] 1日の総睡眠時間は年齢とともに減少していきます。夜間睡眠量は、出生後1歳半までの時期は増加し、1歳半以降7歳までの時期はほとんど変化しません。このことからも、7歳までの総睡眠時間の変化は主に日中の昼寝の回数や長さの変化によるものと理解できます。3歳で43％、4歳で74％、5歳で85％の子どもで日中の昼寝が消失し、睡眠は夜間

図1－1　年齢に伴う睡眠の変化

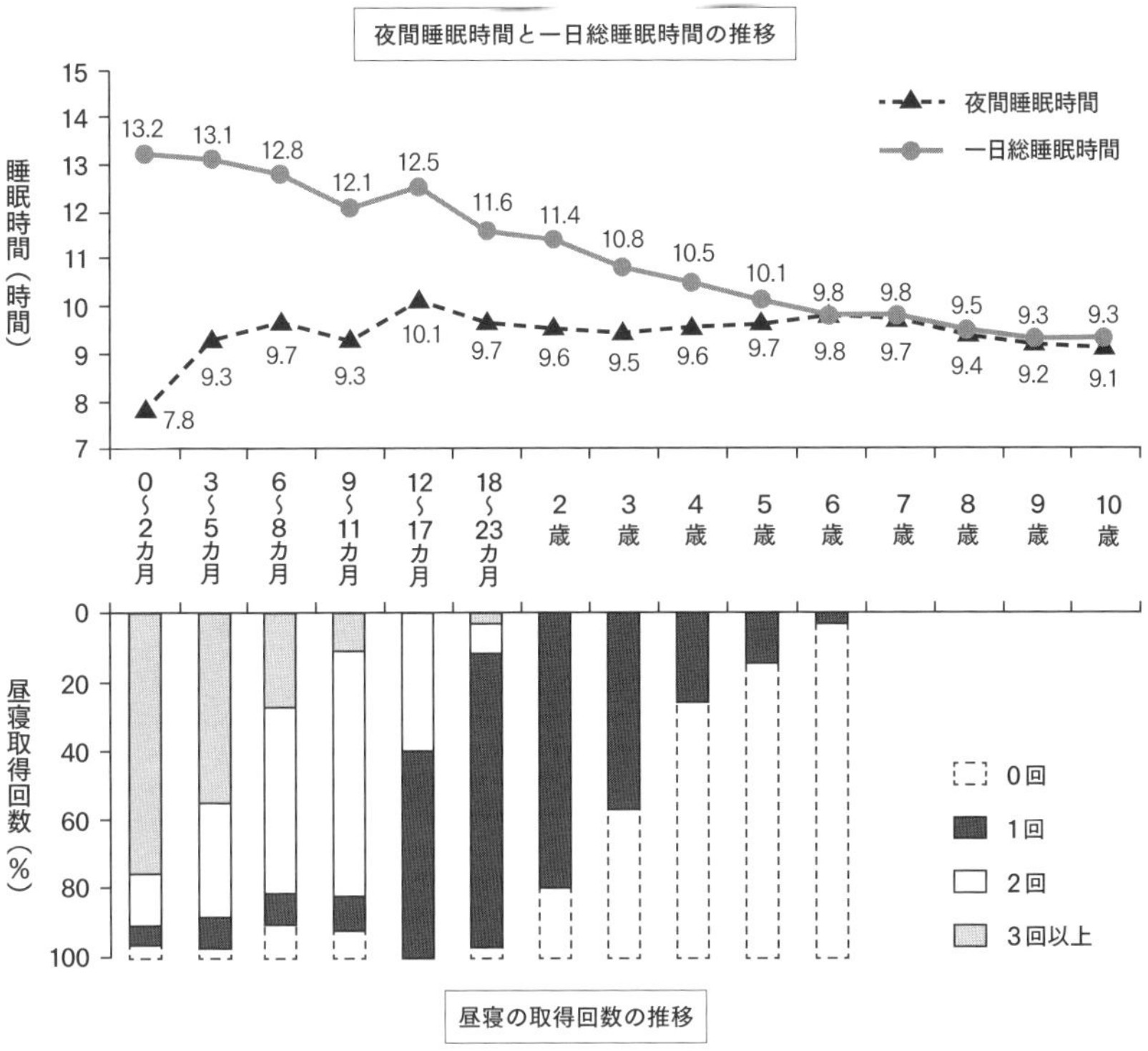

（National Sleep Foundation, 2004より改変）

にまとまってきます。

睡眠量だけでなく、睡眠の質（睡眠構造）も年齢に伴い変化します。睡眠構造は大きくレム睡眠*とノンレム睡眠*の2つに分けられます。新生児の睡眠は、脳波ではノンレム睡眠とレム睡眠に分類できないため、ノンレム睡眠の特徴をもった静睡眠と、レム睡眠に類似した生理的な状態を示す動睡眠とに分類されます。

生まれたばかりの頃は、レム睡眠（動睡眠）が睡眠全体の半分を占めます。生後3カ月頃になると、脳波からノンレム睡眠とレム睡眠とに分類できるようになります。レム睡眠が睡眠に占める割合は、2～3歳頃に若年成人とほぼ同じ20～25%になります。

深い眠りをあらわす徐波睡眠*量は幼児時期に最大となり、年齢とともに顕著に減少します。幼児の徐波睡眠は質的にも量的にも、成人のものと異なります。徐波睡眠の量的変化は青年期に生じ、20歳までに40%減少します。[2] 睡眠周期は、大人は90～100分程度ですが、新生児では50～60分です。

夜間にはメラトニンという夜の信号となるホルモンが分泌されます。メラトニンは、体内時計に働きかけることで、覚醒と睡眠を切り替えて、眠りを促す作用があります。夜間の血中メラトニン濃度は、生後3カ月までは低い値で、昼と夜の分泌量に差が認められません。生後3カ月以降より分泌量が増加し、小児期（1

***レム睡眠（Rapid Eye Movement sleep）**：まぶたの下で眼球がきょろきょろと動く（急速眼球運動：Rapid Eye Movement）ことから頭文字をとって名づけられた。夢をみていることが多く、外の音などが聴こえたり、考えたりするなど、ノンレム睡眠とは性質が異なる。

***ノンレム睡眠（Non-Rapid Eye Movement sleep）**：主として身体が休んでいる状態で、深さは浅い睡眠から深い睡眠まで変化する。

***徐波睡眠**：脳波に大きくゆるやかな波が現れる深い眠り。

～3歳）の時期に最も高い値を示します。小児期から青年期（15～20歳）にかけて徐々に低下し、青年期での平均分泌量は小児期の20％程度になります[3]（図1－2）。夕方暗くなると血中メラトニン濃度が上昇し、脳は眠りの準備に入ります。一定の濃度に達すると眠りにつき、夜間にはメラトニン高値が保たれ、明け方に明るくなってくるとメラトニンは下降してきます。メラトニンが一定の濃度にまで下がると、眠りから覚めます。このように眠りと目覚めをコントロールするのは眼から入る昼夜の光信号とメラトニンです（図1－3）。

このように睡眠・覚醒リズムや睡眠の構造は、遺伝的要素と環境要素の下に独自の臨界齢*をもって成熟し、睡眠はダイナミックに変化します。

2 睡眠時間と環境の国際比較

世界17の地域で0～36カ月児を対象として行われた調査によると、子どもに睡眠の問題があると認識している親の割合は、欧米豪では26％、アジア地域では52％です[4]。ただし日本はアジアのなかでも、睡眠に問題があると認識している割合は低く20％弱となっています。しかし、日本の子どもは他国の子どもに比べて就

図1－2　夜間血中メラトニン濃度の年齢別推移

(Waldhauser F, Weiszenbacher G, Tatzer E, Gisinger B, Waldhauser M, Schemper M, Frisch H. Alterations in nocturnal serum melatonin levels in humans with growth and aging. J Clin Endocrinol Metab. 1988 Mar;66(3):648-52.)

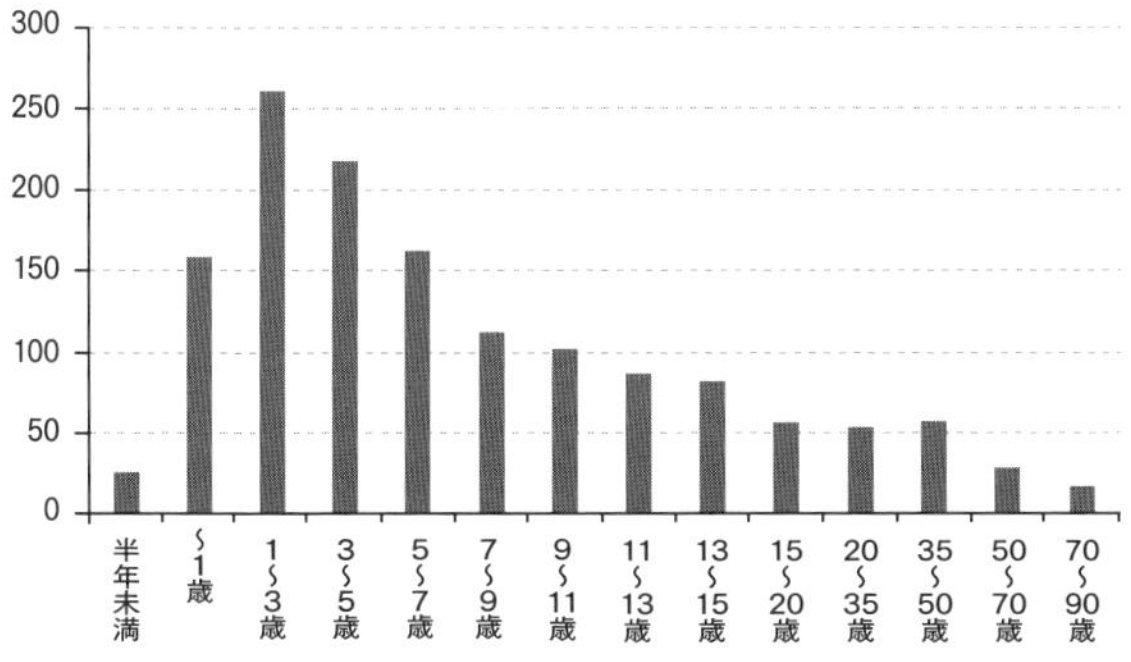

＊臨界齢：生長・発達などの限界の年齢。

図１－３　体内時計と睡眠

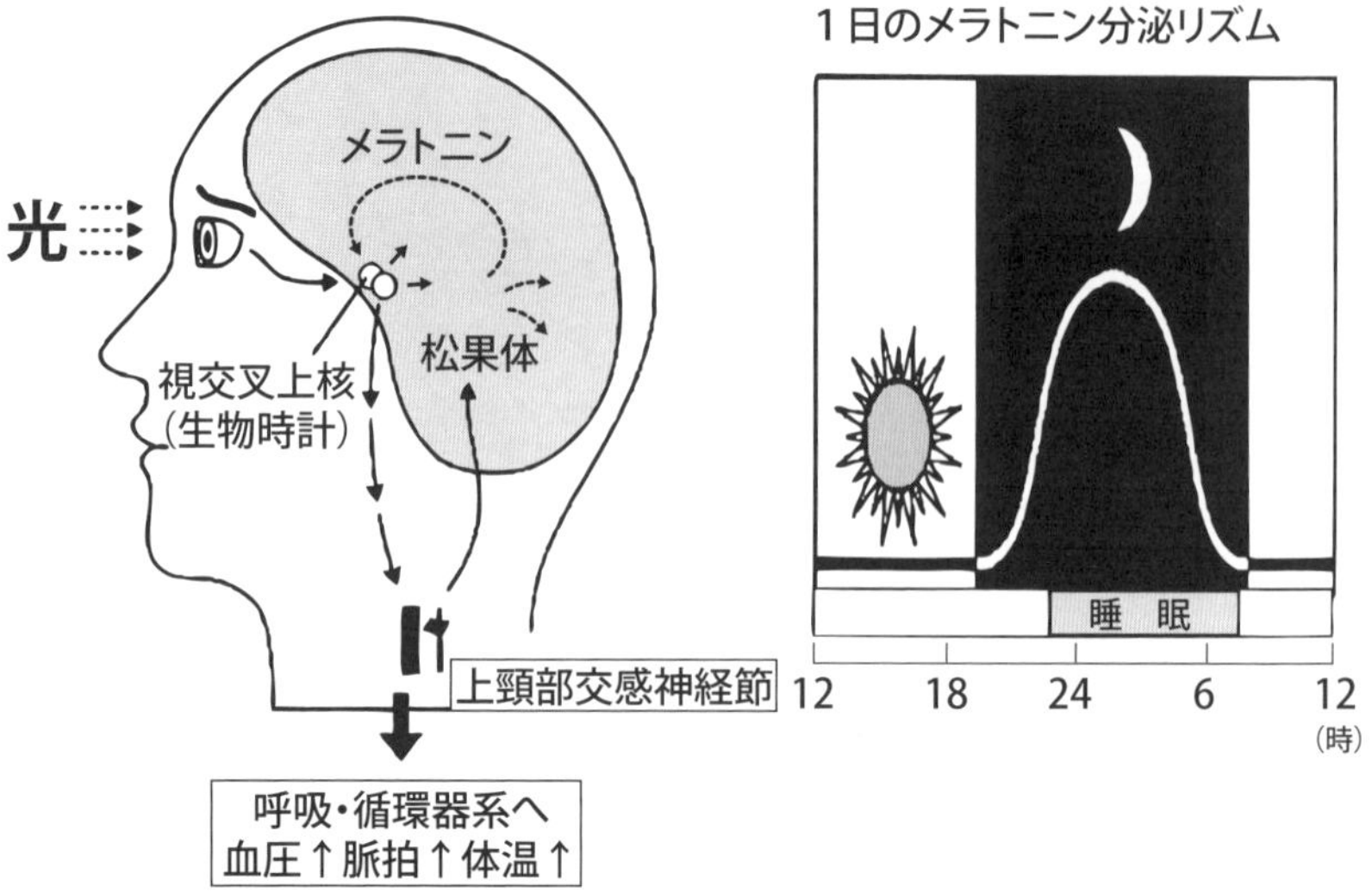

図１－４　夜間就床時刻と総睡眠時間の国際比較

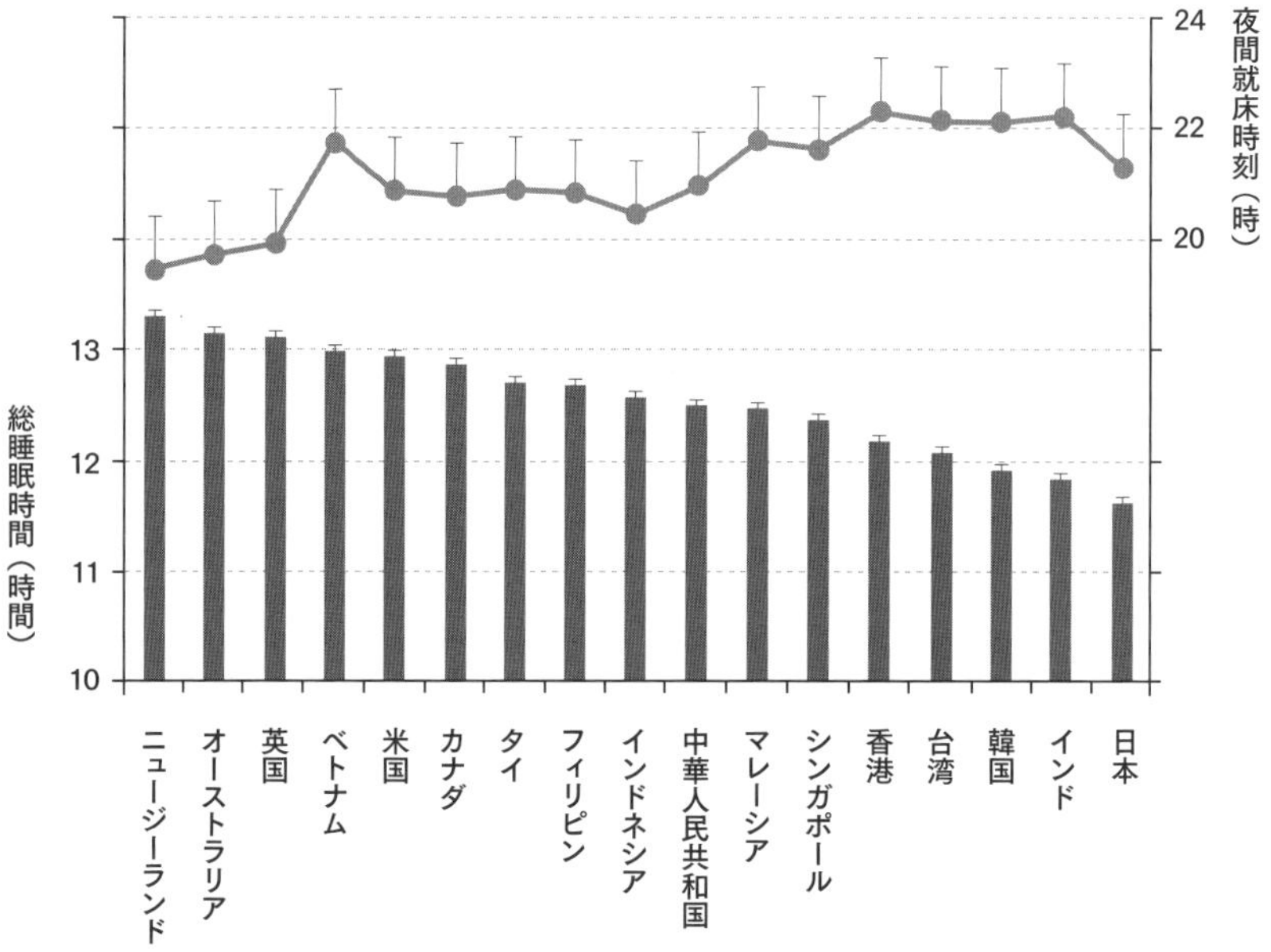

世界 17 の国（地域）で 0-36 カ月児の養育者に行った睡眠に関する調査結果。

（Mindell 2010 を改変）

床時刻が遅く、睡眠時間は最も短いことが明らかにされています（図1‐4）。

都内の保育園児1000名を対象とした睡眠日誌（連続9日間）の記録結果[5]をみると、1歳の子どもの平均就床時刻は21時1分、年齢が上がるにつれ就床時刻はより遅くなり、6歳では22時でした。ほぼいずれの年齢においても、日本の子どもの方がアメリカの子どもより[1]約1時間就床時刻が遅くなっていました。一方、都内保育園児の平日の平均起床時刻は7時台前半で、アメリカと同じ、もしくは若干早めの起床でした。

アメリカ・カナダに住む0～36カ月までの子どもの親を対象とした研究から、乳幼児期の睡眠に関するトラブルを減らすために、睡眠環境を整えること、具体的には夜は個室で寝かせ、夜泣きなど途中で目を覚ます場合には頻繁にかかわらないことが推奨されています[6]。

しかしながら、睡眠環境は地域や人種、文化的・経済的背景による差が大きいものです[7][8]。東京近辺在住の家族（母親の年齢が30～40代）を対象として実施した調査では、調査対象の81%の家庭で両親あるいは両親のいずれかが子どもと同室で寝ていました[9]。親と同室で寝た方がよいと思う年齢についてたずねたところ、父親、母親ともに半数以上が小学校に入るまでは同室であるべきと答え、3割の親はそれ以上の年齢でも同室であるべきであると考えていました。

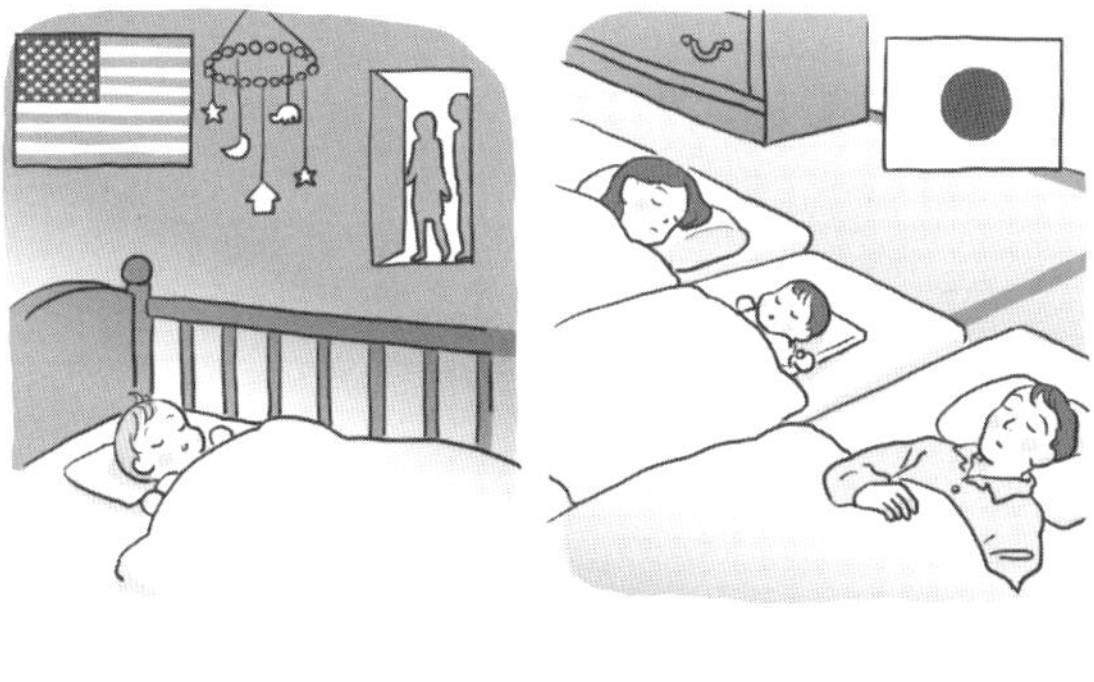

このように、わが国では乳児期に添い寝をすることや幼児期に親と同じ部屋で寝ることが一般的です。子どもの睡眠問題に対する対処法も、個室を与えて早くから自立を重視する欧米の子育てとは文化的な差異を考慮して行う必要があるでしょう。日本では、子どもを独立して寝かせるという方法よりもむしろ、一緒に寝ることで夜更かしを防いで睡眠時間を確保する働きかけが有効であると思われます。

アメリカで実施された中高生1万5000人を対象とした大規模横断調査では、親のしつける就床時刻と子の実際の就床時刻、抑うつ症状との関係が明らかにされています[10]（表1-1）。親のしつける就床時刻が深夜0時以降の場合、22時前に寝るようしつけられている家庭の子どもに比べて、子どもの実際の就床時刻は有意に遅く（22時59分 vs 22時4分）、睡眠時間は短く（7時間30分 vs 8時間10分）、抑うつ症状ならびに自殺念慮*の発現リスクが有意に高くなっていました。

青年期の抑うつ症状・自殺念慮を減らすには8時間程度の十分な睡眠時間の確保が必要であり、そのためには家庭でのしつけが重要な鍵をにぎると言ってよいでしょう。

日本人中高生の平均就床時刻は中学1年時でも22時半を過ぎ、高校1年時では23時半をまわっており[11]、22時前に寝るようにしつけている家庭は少ないものと思

表1-1　アメリカの大規模調査

親の考え（子どもは何時までに就床すべきか）	実際の子どもの就床時刻	実際の子どもの睡眠時間
22時以前（54%）	22:04	8h10
23時以前（21%）	22:45	7h37
0時以降（25%）	22:59	7h30

アメリカで実施された大規模調査。中高生とその親を対象。
親のしつける就床時刻が0時以降の場合、22時以前の場合と比べ
✓子どもの実際の就床時刻は有意に遅い
✓睡眠時間は有意に短い
✓抑うつ症状ならびに自殺念慮の発現リスクが有意に増加
（Gangwish et al., *Sleep* 2010を元に作成）

青年期の抑うつ症状・自殺念慮の低減には十分な睡眠時間の確保が必要

＊**自殺念慮**：死んでしまいたいという思い。

われます。日本では「寝かしつけ」というと乳幼児期に限定される印象がありますが、思春期までをふくめた広い年代について、家庭での睡眠教育とこれに即した睡眠習慣の実践が必要です。

児童・思春期になると、自分の部屋で過ごす時間が増え、親と離れて眠るようになります。親の目が行き届きにくくなり、何時に寝なさいといった声かけをやめてしまう家庭も増えてきます。子どもたち自身もつい友達とメールで連絡を取り合ったり、ゲームをしたり、夜更かしをしがちです。夜更かしで睡眠が不足した状態では、充実した学校生活を送ることはできません。きちんと眠ることが何より大切であること、就床時刻を決めてその時間までにやるべきことを終わらせることを家庭で伝えていくことが必要でしょう。また、放課後に昼寝をとってしまうと、夜の睡眠の質が悪化してしまいます。昼寝をするなら15時までの時間帯に終わらせるようにしましょう。子どもたちが寝室に携帯電話やスマートフォン、ゲーム機を持ち込まないように家庭で取り決めをする、夕食が遅い時間帯にずれ込まないようにする、夜は暗く落ち着いた寝室環境をつくり、朝は明るい光を部屋に取り入れる、といった工夫も子どもたちの睡眠を守るのに役に立ちます。

3 睡眠の役割

睡眠には「体を休める」という働きと、「大脳を休息させる」という2つの働きがあり、体を休めるのがレム睡眠で大脳を休ませるのがノンレム睡眠です。

眠りにつくと、まず1〜2時間ほど深いノンレム睡眠に入り、次には眠りが浅くなってレム睡眠に移ります。このノンレム睡眠→レム睡眠は約90分を1セットにして、一晩の睡眠中に4〜6回くりかえされます（図1-5）。

表1-2を見てください。レム睡眠時は、大脳は活発に働いて夢を見ていることが多いのですが、体は休んだ状態で、大脳の未発達な動物（犬や猫など）に見られる眠りによく似ています。レム睡眠の役割として、中枢神経系の発達に関連しているという説や、昼間に多く学習した日は、その日のレム睡眠の割合が増えることから、記憶情報処理に重要な働きをしているという説などもあります。

他方、ノンレム睡眠は、大脳を休息させる眠りで、図1-5でわかるように浅い睡眠から深い睡眠まで大きく4つの段階に分かれています。

大脳は、見る・聞く・感じるといった知覚情報を処理したり、考える、文字を

図1−5　一晩の眠りの変化

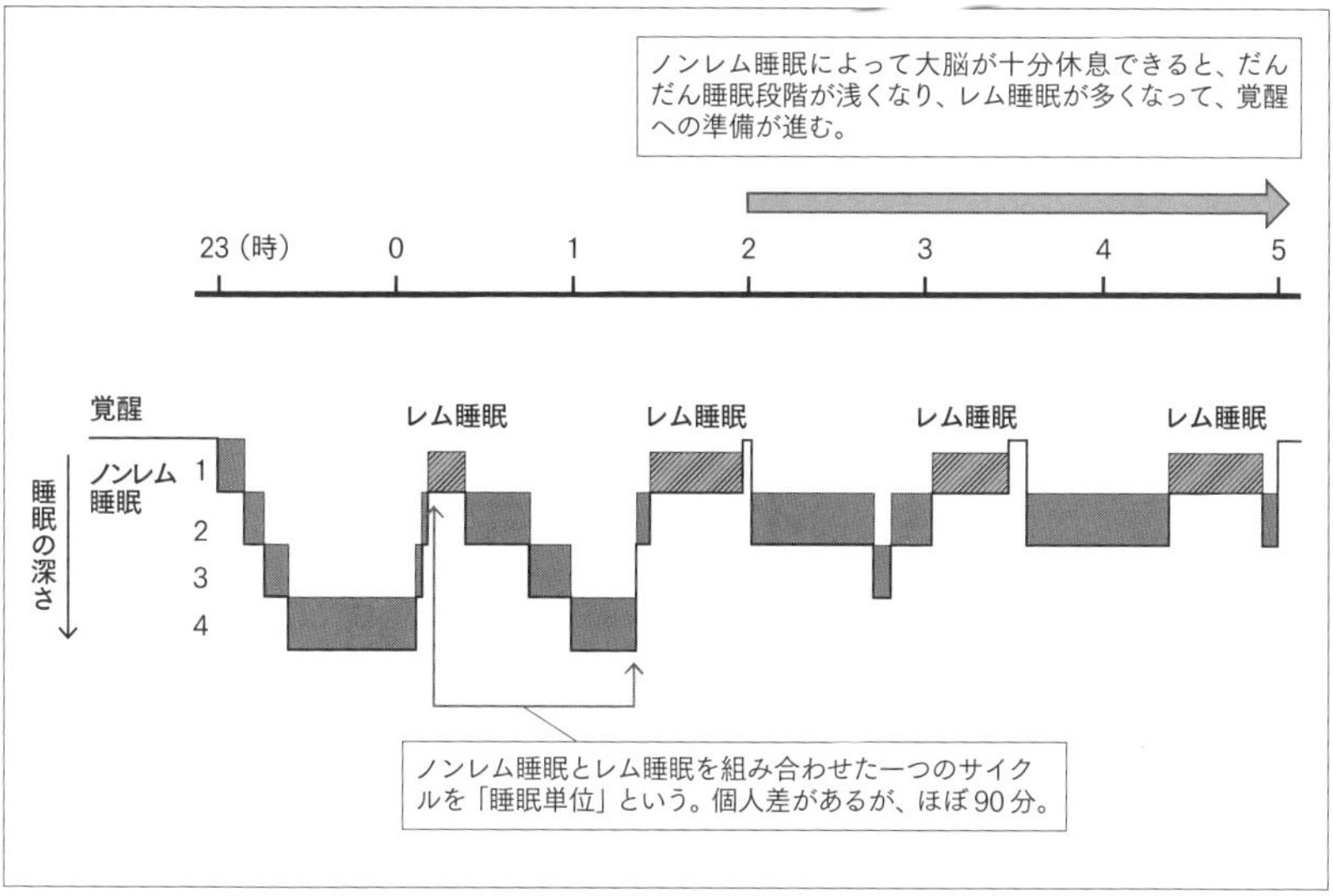

表1−2　ノンレム睡眠とレム睡眠

大脳を休ませる睡眠	体を休める睡眠
ノンレム睡眠 **ノンレム（Non-REM）＝** **Non-Rapid Eye Movement**	**レム睡眠** **レム（REM）＝** **Rapid Eye Movement**
●眼球が活発に動いていない ●起きている時よりは弛緩 ●大脳の活発は低下 ●身体の成長・修復 …成長ホルモンの分泌、免疫機能・代謝機能の増強	●眼球が活発に動いている ●全身の筋肉は完全に弛緩 ●大脳は活発に活動 ●エネルギー節約 ●情報処理 …学習、記憶の消去、固定

書く、会話する、などの高度な働きをしているため、24時間365日、連続運転では過労状態に陥ってしまいます。

そこで、大脳を休ませる時間を確保するために脳が進化した鳥類や哺乳類は眠るようになったといわれています。

ノンレム睡眠時には、大人でも成長ホルモンが分泌され、免疫機能・代謝機能も増強され疲労の回復に役立っています。

レム睡眠やノンレム睡眠が減少することで、睡眠の質が悪くなり、熟睡感が得られなくなります。第2章以降で解説する不眠症や睡眠時無呼吸症などの睡眠障害で、夜の睡眠が十分にとれないと、睡眠不足と同じ状態になります。すなわち床についている時間は長いのに、睡眠の質が悪く、睡眠の役割が果たされていないことになります。

4 睡眠の3つのメカニズム

図1−6のとおり睡眠は3つのメカニズムに影響を受けます。

1つは、昼間に起きていると、PD2（プロスタグランディン2）などの睡眠物質が蓄積して眠くなるという恒常性維持機構＊（ホメオスタシス）による睡眠制御です。活動中に酷使された脳を積極的に休ませる役割を担っています。子どもは成長の過程で多くのことを学び、脳や身体を使っています。そのため成人よりは睡眠の量が多くなります。

2つ目は、夜になると眠るという体内時計です。ふだん眠りにつく時刻になると、その日の疲れにかかわりなく眠ることができます。一方、徹夜後に朝から眠ろうとすると、疲労感は強いのにぐっすり眠れないという経験をすることがあります。これは、夜にならないとよく眠れない、あるいは夜になると自然に眠くなるという、体内時計による睡眠制御です。昼間に活動し、夜には休息をとる通常の社会生活をしている人では、夜にはメラトニンというホルモンが分泌され、昼間明るいうちはメラトニンの分泌が抑えられています。すなわち光とメラトニンは昼夜の信号となっているのです。夜に眠るのが一番よい睡眠となります。

主にこの2つのメカニズムが、状況に応じて相互に関連しながら、睡眠の質・量とタイミングを制御しています。

3つ目は、情動覚醒系《じょうどうかくせいけい》です。この中には身の危険を感じたとき（地震や大きな物音など）に目を覚ますという本能にかかわる部分と、大事な用事があるため、決まった時間に起床しなければならないという社会生活にかかわる部分がありま

図1-6　睡眠のメカニズム

昼行性の動物であるヒトは、就寝や起床の時刻はほぼ一定している。これは睡眠が体内時計の支配を受けて、眠るタイミングを制御されているからである。覚醒時間が長くなると、睡眠欲求が高まり、一定の睡眠時間を確保する方向に働く（恒常性維持機構）。睡眠を促す〝睡眠物質〟は、現在までに約30種類が同定されている。

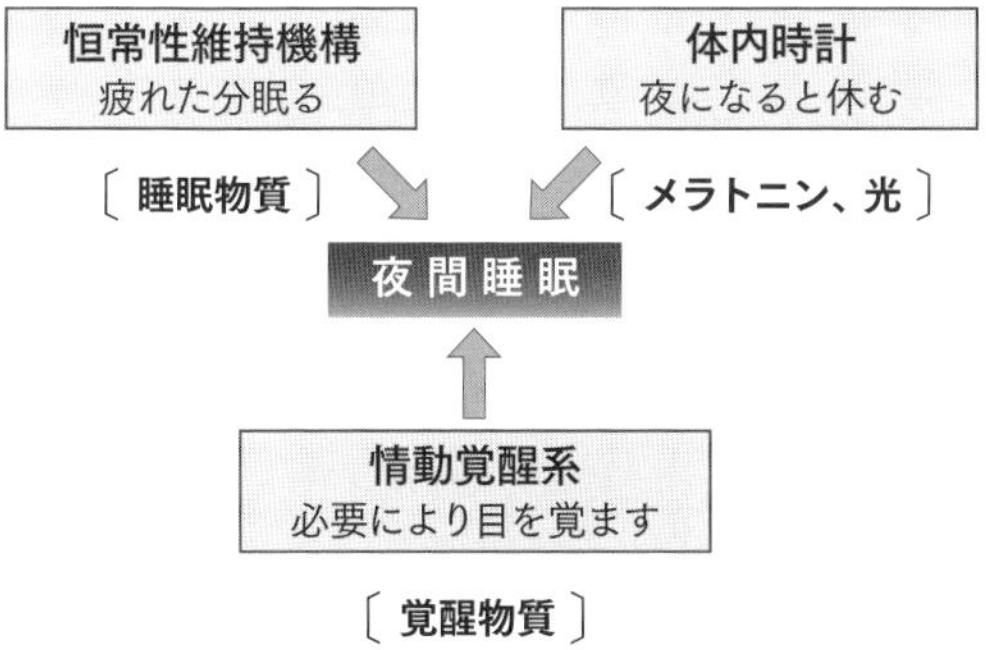

＊**恒常性維持機構**：生物の内部や外部の環境の変化にかかわらず、生物の状態が一定に保たれるという性質。

す。ストレスの多い、びくびくしている状態では、この情動覚醒系が働き、物音などでかんたんに目覚めてしまうのです。子どもでも家や学校で問題があるとよく眠れなくなります。安心して眠れる生活環境をつくることが大人の責任でしょう。

5 体内時計の働き[12)][13)][14)][15)][16)]

体内時計の中枢は、脳の視床下部にある視《し》交叉上核《こうさじょうかく》（視神経の束が交わるあたり）にあり、この中枢時計がもつ概日リズム本来の周期は、約25時間です。

このほかにも肝臓、心臓、胃などの内臓にも時計機能をもつ細胞が存在します。この内臓にある時計を、脳にある中枢時計と区別して、末梢時計と呼んでいます。

もし外界からまったく隔離され、時計や携帯電話など時間の手がかりのない環境で生活すると、この概日リズム本来の周期にしたがって、その日の眠りにつく時刻（入眠時刻）が約1時間ずつ遅れていきます。このとき、ホルモンなどの内分泌リズム、休息―活動や睡眠―覚醒の行動リズム、体温、血圧などの自律神経リズムも、やはり約25時間の周期を刻みます。

通常の生活では中枢時計は、この固有の周期を外界からの指標（太陽光、規則正しい食事、定刻の出勤・登校、運動など）を手がかりとして24時間にリセットし、末梢時計に伝達しています（図1−7）。

太陽光を朝に浴びて、概日リズムがリセットされた時刻から12〜13時間は、代謝が高められます。この時期には体温や血圧も高めに維持され、覚醒して活動するのに適した状態が保たれます。

リセット後、約14〜16時間が経過すると、睡眠に関連したホルモンであるメラトニンの分泌が始まり、手足の末端から放熱が盛んになって、身体深部や脳の温度が下がり、やがて自然な眠気が生じます。メラトニンの分泌量は深夜にピークを迎え、その後、再び減少して、目覚める頃にはまったく分泌されなくなります（図1−8）。

もう1つの体内時計である末梢時計もそれ自体で固有のリズムをもっていますが、中枢時計からの伝達が途切れると、各臓器が勝手にリズムを刻むことになります。この状態は、オーケストラが指揮者である中枢時計の指示を見失い、各臓器が勝手に音を奏でるようになって演奏が成り立たないようなものです。つまり、身体に不調をきたす状態になります。

この中枢時計、末梢時計の働きにより、行動リズムは整然とした秩序が保たれ

図１－７　生体時計のメカニズム

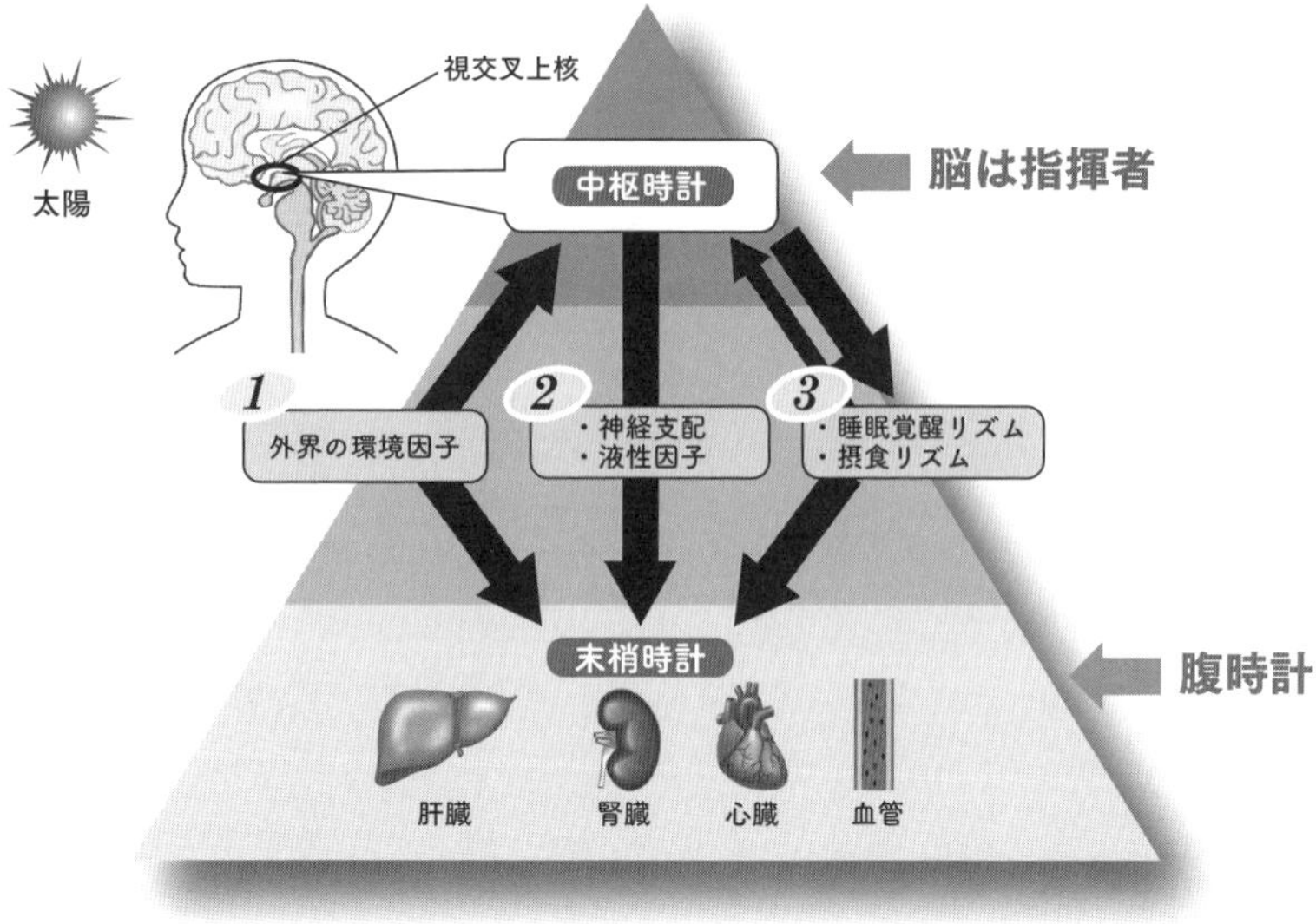

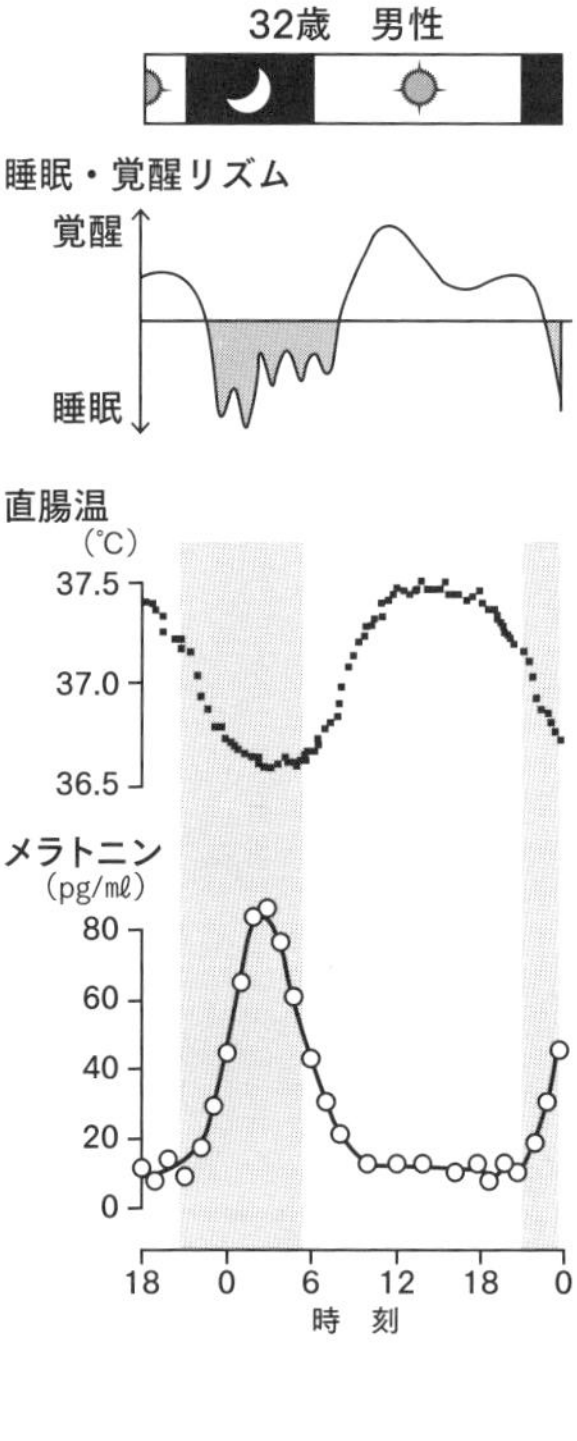

図１－８
１日の睡眠覚醒リズムと体温・メラトニンの変化

これは 32 歳健康男性の睡眠・覚醒リズムと体温・メラトニンリズムの 1 日の変化を調べたものである。
睡眠・覚醒リズムについては、腕時計型の活動量測定装置（アクチグラム）によって測定し、直腸温は 7 日間連続記録のうち 1 日分、メラトニンは 2 時間おきに採血して記録した。

ているのです。したがって、各臓器が昼夜の信号に合わせて生体リズムを刻み、身体全体が秩序を保っている状態が、心身ともに健康な状態といえます。

では、不自然な時間帯に強い光を浴びたり、逆に朝、光に当たらなかったらどうなるのでしょうか。たとえば雨の日やカーテンを閉め切った暗い部屋で過ごしていると、夜（暗環境）から日中（明環境）への切り替えがうまくいかず、入眠時刻は遅くなります。さらに朝になってもメラトニンは減少しない可能性があり、そうすると、いつまでも眠気が消えません。

現代人は夜も明るい照明の下で過ごすことが多くなっています。たとえば、夜のコンビニは照度が約1500～5000ルクス*もあって、非常に明るく、このような明るい光を浴び続けていると、人によっては1日中メラトニンが分泌されず、眠気が起こらないケースもあります。

つまり、早い時刻に光を浴びると、リセットは前倒しになって入眠時刻が早まりますが、逆に遅い時刻に光に当たり続けていると、体内時計はまだ昼間だと錯覚を起こし、入眠時刻が遅れるのです。

生体リズムが乱れる主な原因は、体内時計を24時間にリセットするための手がかりとなる情報が正しく入ってこない場合です。現代は、まるで光のシャワーを浴びているように、24時間煌々《こうこう》と明るく、部屋の照明を落としても、テレビや

＊**ルクス**：光源によって照らされている面の明るさを表す指標。一般的なリビングの明るさは500ルクス程度、街灯下は50～100ルクス程度。

パソコン、携帯電話などから光はこぼれてきます。現代人は、意識的に暗闇を作り出さないと、夜が来たと身体で認識することは難しい環境に身を置いています。一方で、盲などの視力障害者や白内障で光が十分に得られない高齢者などでは、睡眠リズムが乱れる場合が多く見られます。

また、食事をとる時間も体内時計に影響を与えます。大人は残業、遠距離通勤などさまざまな理由から、子どもは塾通いや親の事情などにより夕食の時間が遅くなり、睡眠時間を確保しようとして朝ぎりぎりまで寝て朝食を抜く、遅い時刻に夜食をとるなど不規則な食生活が目立ってきています。朝食を抜くと、血糖値は上がらず血圧は低いままで、体も目覚めません。夜遅くの食事は、眠りに入ろうとしている体を再び活動モードに切り替えてしまうことになります。このように体内時計が朝・昼・夜の情報を正しく感知できなくなったときに、生体リズムに乱れが生じます。

子どもたちの生体リズムが乱れないように十分な注意を払うことが必要です。生体リズムの乱れは第4章、第5章にある概日リズム睡眠障害につながります。

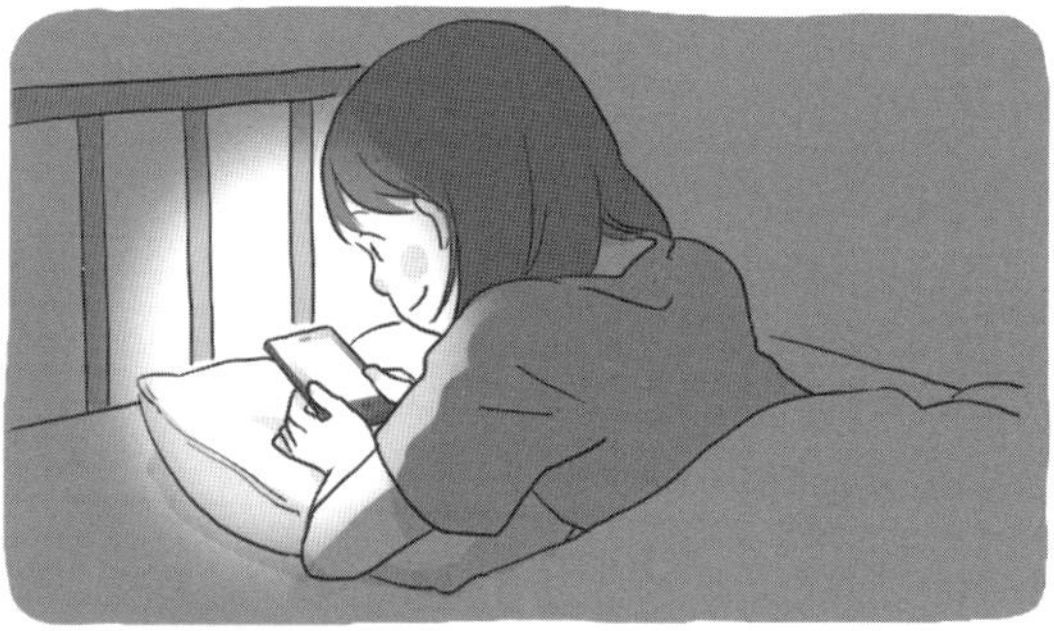

第2章

不眠症——眠ってくれない子ども

1 子どもの不眠症の医学的診断

子どもの健全な成長・発達において望ましい睡眠をとることは重要ですが、子どもの「不眠」については、その実態は必ずしも明らかではありません。睡眠障害国際分類*（The International Classification of Sleep Disorders Second Edition：ICSD-2）では、不眠症は「睡眠の開始と持続の障害」とされ、原発性と二次性に分類されます。

原発性不眠症は、精神生理性不眠*、逆説性不眠症*、適応障害性不眠症*、不適切な睡眠衛生*、特発性不眠症*、小児期の行動性不眠症*の6つに大別されます。二次性不眠症は、精神障害に伴う不眠、刺激物（アルコール、カフェイン）や薬剤の過度の使用や依存によって起こる不眠症などがふくまれます[1]。本稿では主に、小児期の行動性不眠症について述べたいと思います。

精神障害の診断と統計の手引き（Diagnostic and Statistical Manual of Mental Disorders：DSM-5）では、より包括的な「不眠障害（Insomnia Disorder）」という臨床単位が取り入れられます。子どもの不眠に関する症候として、入眠困難に

*__睡眠障害国際分類__：アメリカ睡眠医学会（英語版）がヨーロッパ睡眠医学会、日本睡眠学会、ラテンアメリカ睡眠学会の協力により策定した睡眠障害の分類。

*__精神生理性不眠__：「慢性の不眠症」のことで、不眠以外に精神的もしくは内科、外科的、環境的な問題がない、「心理的な不眠症」と考えられる。

*__逆説性不眠症__：不眠となるような確かな要因は無いものの、深刻な不眠の訴えが患者から続く事例を指す。睡眠の客観的指標（たとえば、睡眠脳波検査で測定したデータ）よりも睡眠に関する自己評価の方が低いことが問題となる。

*__適応障害性不眠症__：明確なストレス要因により生じ、要因がなくなると不眠も解消する短期間の不眠症。

は「子どもの場合、世話する人がいないと入眠できないことで明らかになるかもしれない」と追加され、睡眠維持困難には「子どもの場合、世話する人がいないと再入眠できないことで明らかになるかもしれない」と書き加えられました。[2] 今後は子どもの不眠性障害への取り組みがさらに重要になっていくと思われます。

保護者が子どもの眠りについて困っていても、その状態を問題と考えるべきかどうか、あるいはどこに相談したらいいかがわからないため、積極的な対処がなされていない場合も少なくありません。子どもの場合はとくに、睡眠の問題が脳や身体の発達に影響を与えるため、早期に治療・対策を考えることが必要です。

ベネッセ教育研究開発センターが1歳半〜6歳児の保護者に行った調査によると、「22時以降」に眠る子どもの割合は、1995年が32・1%、2000年が39・0%、2005年が28・5%、2010年が23・8%と、夜更かしの子どもは10年間で減少しています[3](図2−1)。

起床時刻については、図2−2を見てください。「7時頃」以前に起きる子どもの割合は、1995年が33・0%、2000年が37・3%、2005年が43・4%、2010年55・7%と早起きの子どもが年を追うごとに増加しており、基本的生活習慣の重要性が、保護者に浸透しつつあるとも考えられます。

しかし一方で、5歳児以下の乳幼児における夜泣きや寝しぶりのような睡眠の

＊**不適切な睡眠衛生**：睡眠のための生活習慣が乱れている状態。

＊**特発性不眠症**：はっきりとした要因は見当たらないが長期間にわたり持続する不眠症。

＊**小児期の行動性不眠症**：寝つけない、眠っていられない、あるいはその両方で見られる行動的原因に関連するもの。

図2－1　平日の就寝時刻（経年比較）

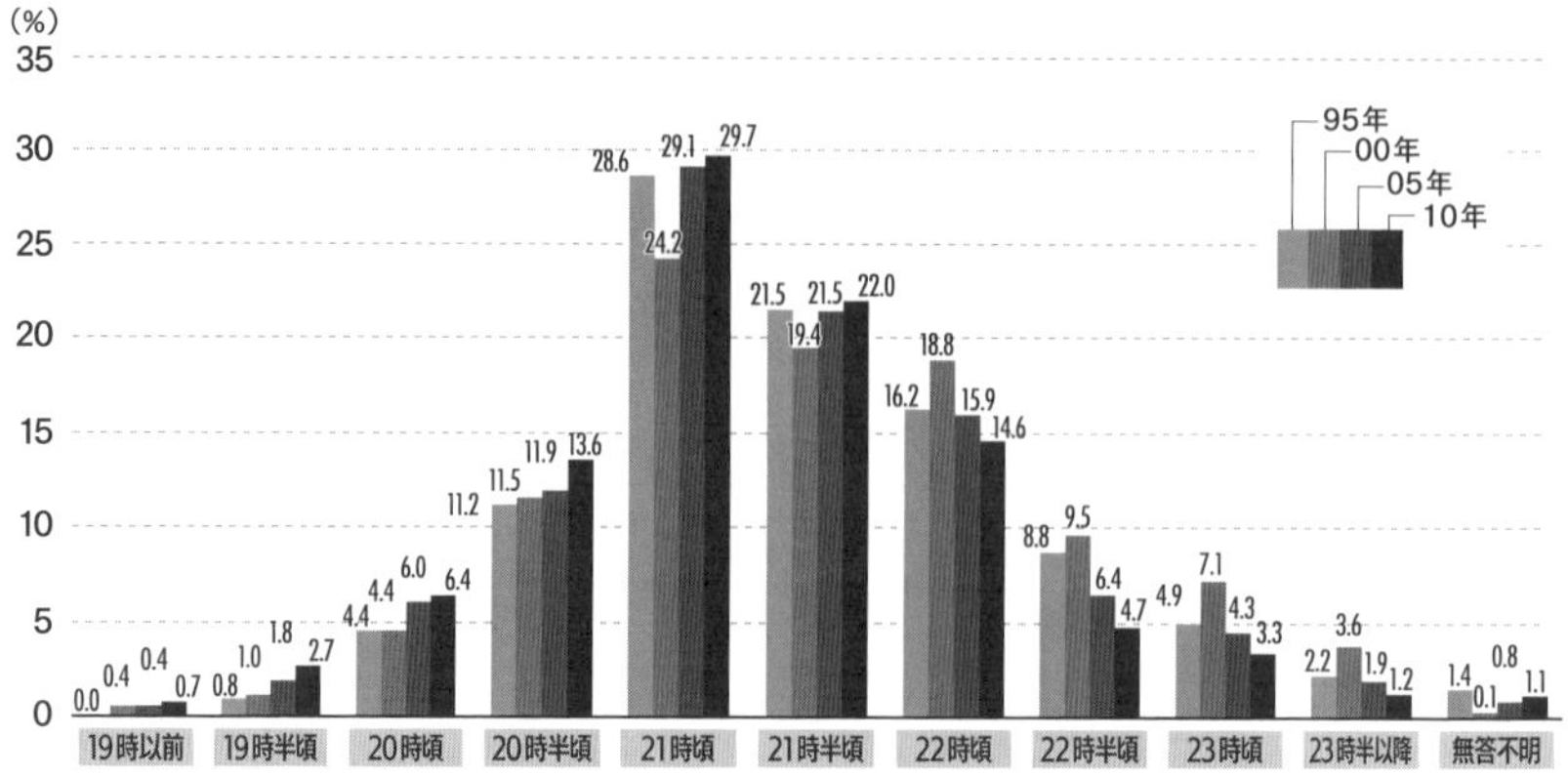

“22時頃” 以降に就寝する幼児（経年比較）

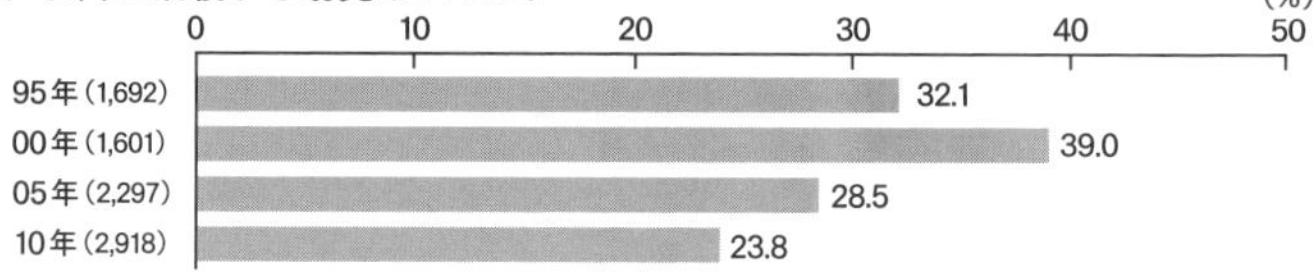

注 1）「22 時頃＋22 時半頃＋23 時頃＋23 時半以降」の％。
注 2）（　　）内はサンプル数。

図2－2　平日の起床時刻（経年比較）

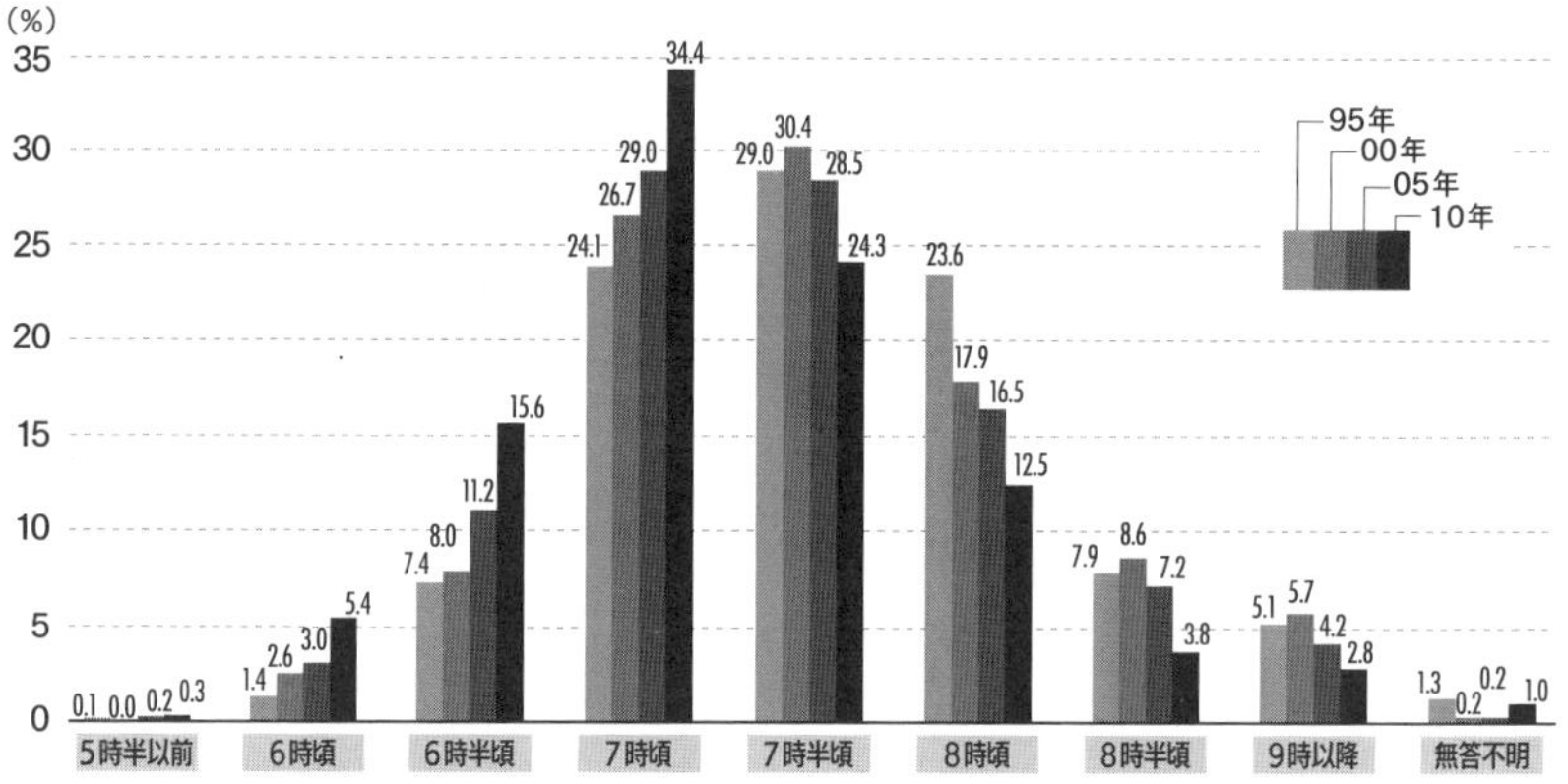

“7時頃” 以前に起床する幼児（経年比較）

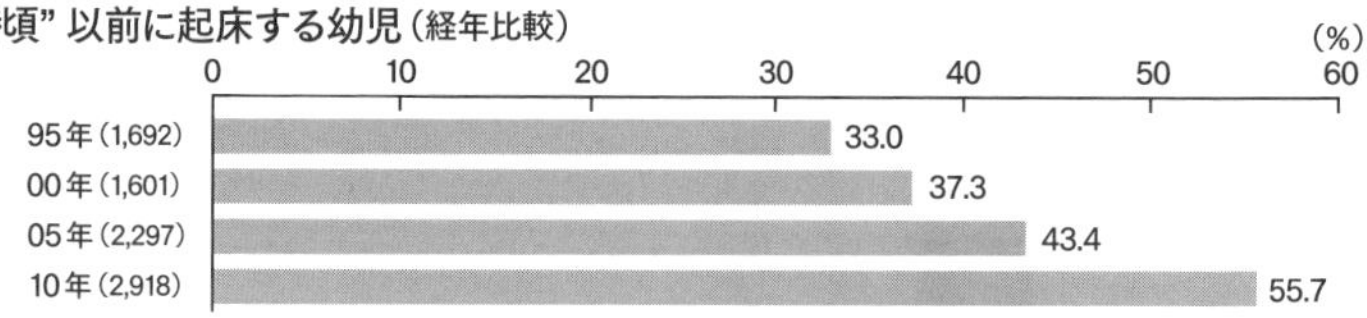

注 1）「5 時半以前＋6 時頃＋6 時半頃＋7 時頃」の％。
注 2）（　　）内はサンプル数。

問題が、わが国では20〜40％程度見られるとの報告もあり、[4] 子どもの睡眠について苦慮している保護者も多いのです。

2　子どもの不眠の現状

1）不眠の実情：学齢による症状の違い

愛媛県東温市《とうおんし》で2010年に行った、幼小中高校生を対象とした全校調査（回収数3676人、有効回答率86％）において、学齢ごとの不眠症状を比較しました。[5]

週2日以上1人で眠れない子どもの割合は、幼稚園で半数弱、小学生で4分の1弱でした（図2-3）。寝る前にときどき（週2回以上）不安を感じる子どもの割合は、小学生がピークで約8％でしたが、高校では約2％まで低下しました。また、布団に入る1時間前にゲーム、インターネット、メールを週2回以上する児童の割合は、幼稚園は6％程度でしたが、年齢とともに急増し、高校生では約80％に達しました（図2-4）。

入眠・中途覚醒の問題については、年齢を問わず90％以上の子どもが布団に入ってから20分以内に寝つけており、頻繁に目を覚ます子は1％未満でした（図2-

■起床時の問題

図２－７　離床までの時間

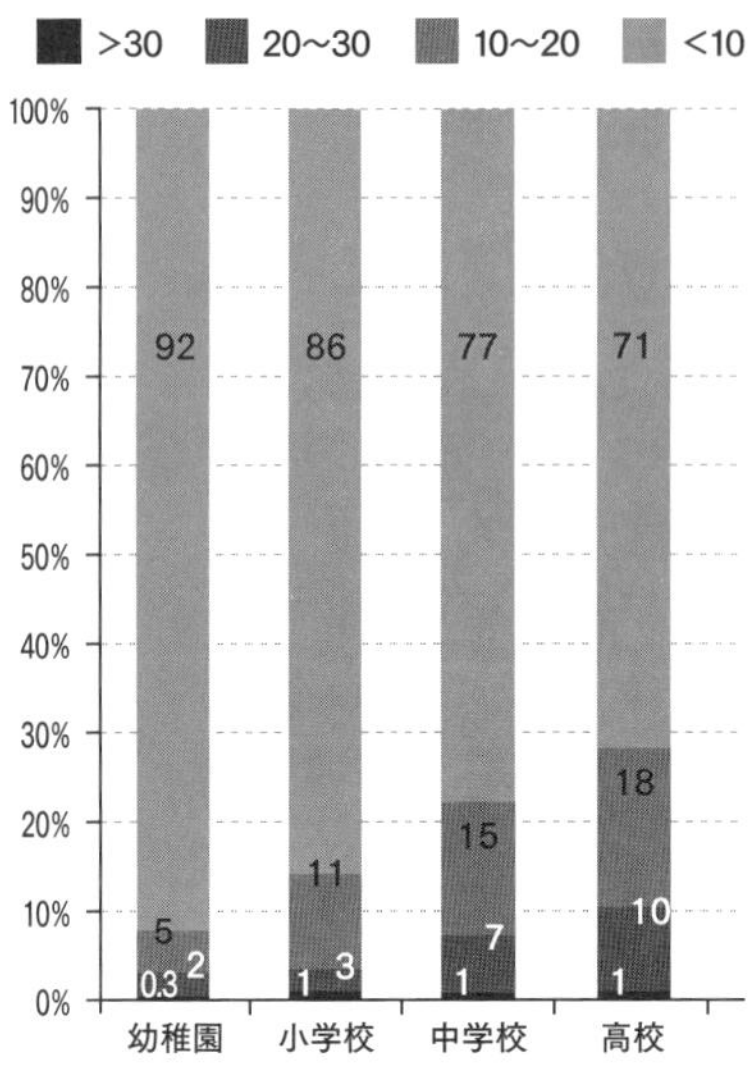

図２－８　すっきり目覚めない

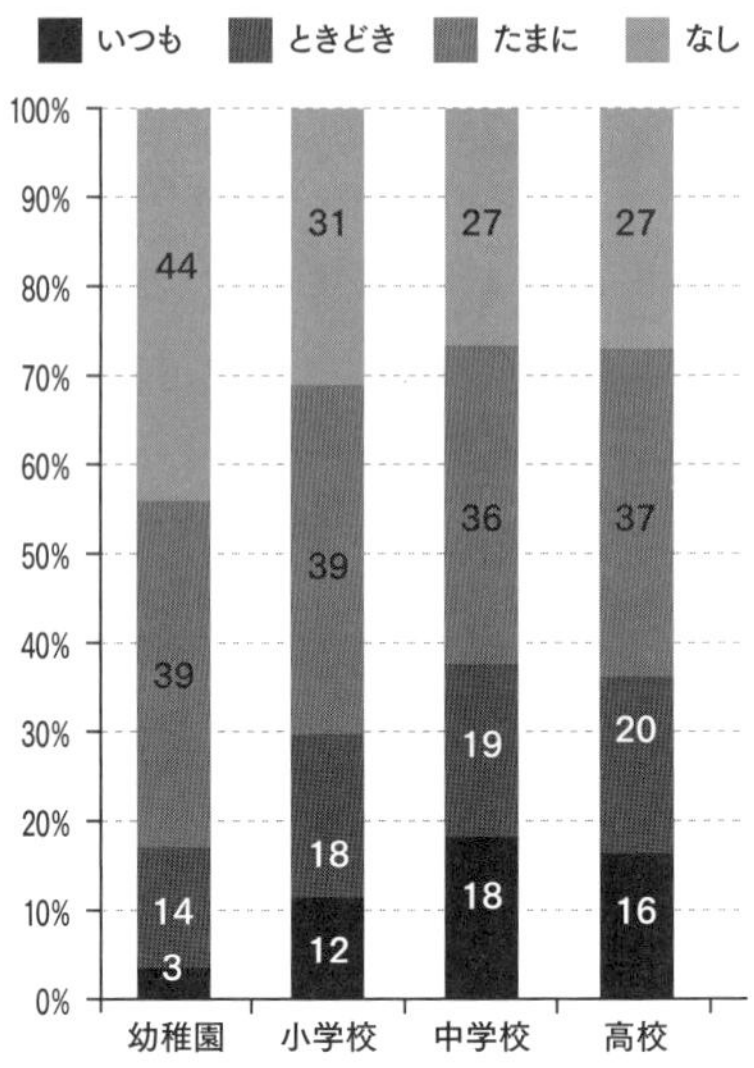

《睡眠の問題に関する学齢ごとの変化》

■就床前の問題

図2－3　1人で眠れない

図2－4　入床1時間前にゲーム、インターネット、メールをする

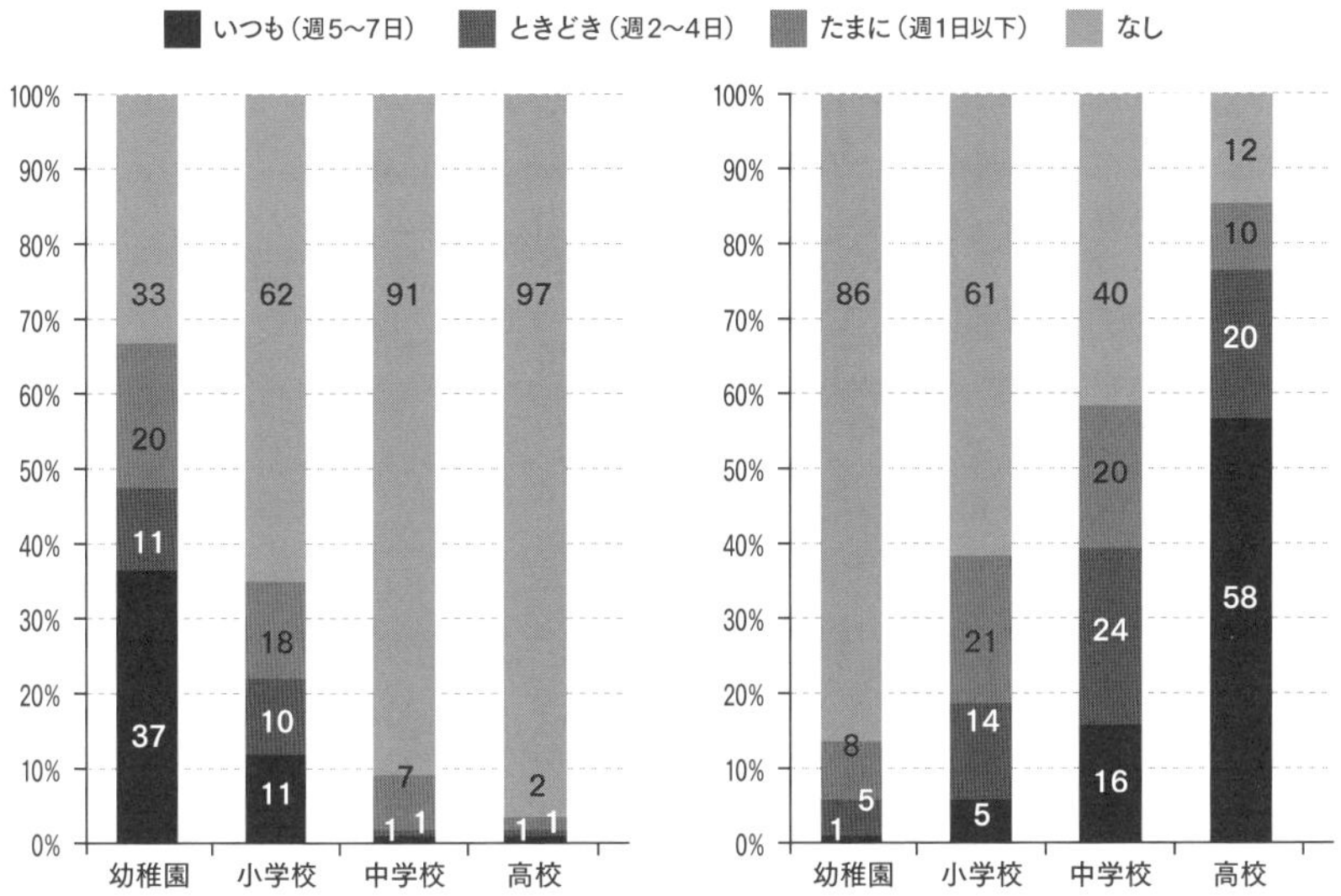

■入眠・中途の問題

図2－5　寝つくまでの時間

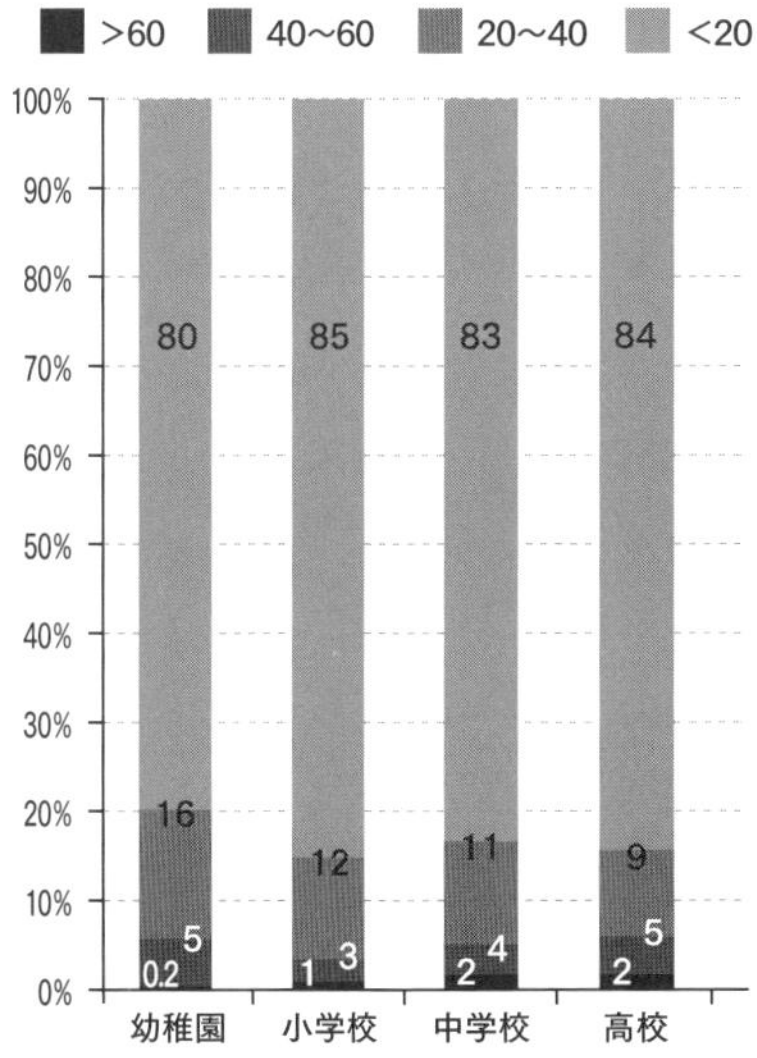

図2－6　中途覚醒（回数）

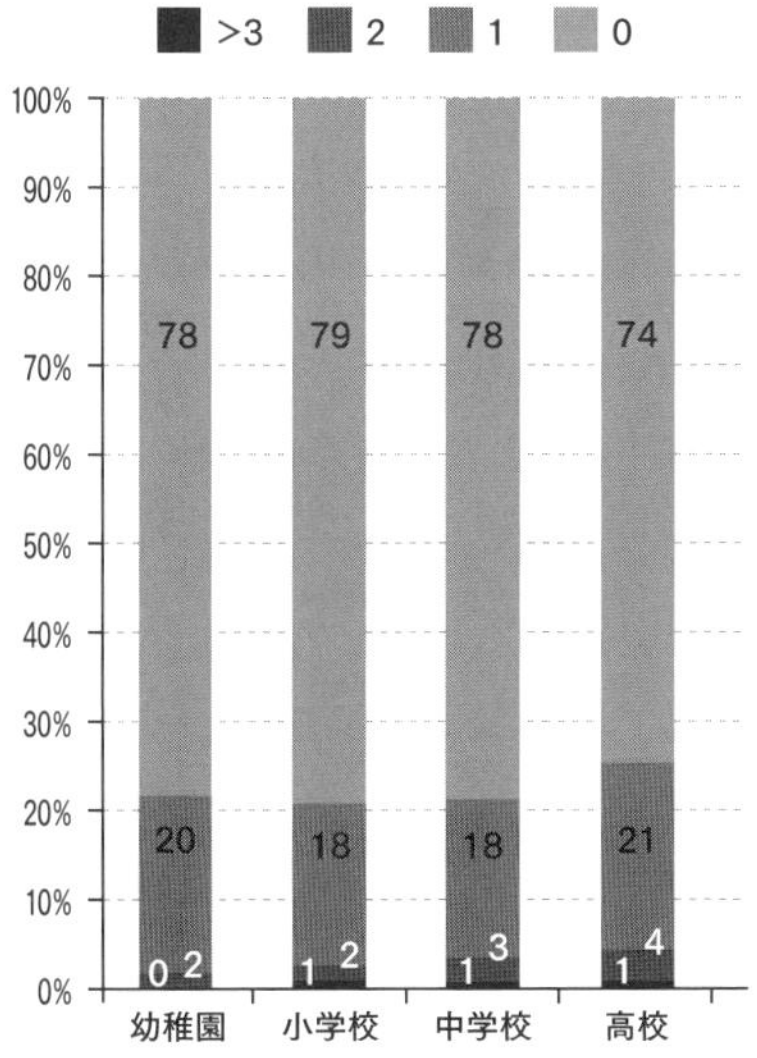

5、2‐6）。

起床時の問題としては、目覚めてからふとんを出るまでの時間は学齢ごとに徐々に長くなり、10分以内に離床できている子どもの割合は、幼稚園児では90％以上ですが、中高校生では70％まで低下し、30分以上離床にかかる高校生は11％でした。目覚めが爽快でない子どもの割合も年齢とともに増える傾向でした（図2‐7、2‐8）。

2）中高校生の不眠とその背景

中高校生を対象として、2000〜2001年に実施された自記式質問票を用いた調査（回答数107,907人、回収率62％）によると、なかなか寝つけないなどの入眠障害の有病率は男子15・2％、女子16・0％と推定され、関連要因として女子、中学生、喫煙、飲酒、ライフスタイル（朝の欠食、コーヒーやお茶を飲む、牛乳を飲まない、学外活動をしない）、進学しないなどがあげられました。[6]

また、2004〜2005年に行われた中高校生対象の調査では、不眠症（1カ月間に入睡困難、中途覚醒、早朝覚醒の各症状が少なくとも1つ以上ある状態）の有病率は23・5％であり、それぞれ入眠障害は14・8％、睡眠維持困難は11・3％、早朝覚醒は5・5％でした。不眠症と有意に関連していた要因は、男性、精神的健康度が低い、朝食の欠食、飲酒習慣がある、喫煙習慣がある、クラブ活動に参加していない、大学への進学希望がない、の7項目であったと報告されています。[7]
また、中高校生の不眠の比較からは、有病率は成人と同等以上と頻度が高いことや中高校生は入眠困難が目立っていたことが示唆されています。見逃されがちな、中高校生の不眠への対処方法を考えていく必要があるといえます。

このように、睡眠について問題を抱えている子どもは少なくありません。また、睡眠の問題は、学齢により質的にも異なっています。必ずしも保護者が、問題として認識していないものの、子どもの不眠に関連が深い「小児期の行動性不眠症」と「不適切な睡眠衛生」について症例をまじえて、その特徴と対処方法について概説します。

3 小児期の行動性不眠症

小児期の行動性不眠症（Behavioral Insomnia of Childhood）とは、寝つけない、眠っていられない、あるいはその両方で見られる行動的原因が関連する不眠で、「入眠時関連型」と「しつけ不足型」に大別されます。過去3カ月間、いずれの基準に適合するかで診断され、両方の基準に適合する場合は、混合型と診断されます。

生後6カ月までは、規則的に夜を通して眠るとは考えられないため、よほど不眠がひどくない限り、小児期の行動性不眠症の診断は生後6カ月以降となります。小児期の行動性不眠症は、小児人口の10～30％に生じると推定され、男の子でわずかに多い傾向にあります。[1]

1）入眠時関連型の特徴

入眠時関連型の特徴は、寝ついたり、一度目覚めた後再び眠りについたりするときに、なんらかの条件が必要となることです。子どもが寝入るまでに、特定の刺激（揺り動かす、テレビを見る）や、対象（哺乳びんなど）、または室内環境（部屋に明かりがついている、両親のベッドがあるなど）を求め、これらの条件がないと入眠が著しく遅れます。しかし、寝入る条件が整えば、通常すぐに入眠できるのが特徴です。

寝入るための条件が不適切であったり、手がかかるものであったりする場合（長時間揺り動かす、車に乗せるなど）、また寝入るための条件がないと就床時刻がかなり遅れるか一定しない場合、あるいは睡眠の開始や再開のために保護者の介入が必要となる場合に診断されます。

2）しつけ不足型の特徴

保護者のしつけが不適切なためにぐずったり、寝るのを拒んだりすることがしつけ不足型の特徴です。就床時の問題の多くは、保護者がうまく子どもに対して睡眠もふくめた生活時間の管理ができなかったり、子どもの行動を管理できなかったりすることから生じます。

保護者の中には、しつけの重要性は認識しているが、どうやってしつけたらいいかわからない場合もあるようです。また保護者自身がうつ病、アルコール依存症、薬物依存、長時間勤務といった問題を抱えている場合もあります。あるいは、一貫性に欠けるしつけがかえって子どもを混乱させてしまい、その結果なかなか眠らないことになります。その他、子どもの部屋が親や兄と一緒である、家族内に祖父母などが同居している、居住空間が狭いといった環境的な要因により、寝入るための条件が不適切であったり、うまくしつけられなかったりする場合もあります。

4　子どもの行動性不眠症の対処法

1）睡眠衛生教育

子どもは、保護者の生活習慣の影響を受けやすく、子どもの睡眠衛生教育においては、家族全体の生活習慣を見直す必要があります。子どもは楽しいことをしていると眠気を感じなくなり、ふとんに入ろうとしないものです。親は「放っておいても眠くなれば眠る」と考えるべきではありません。就寝時刻と起床時刻を守らせることは、重要な親の役割・しつけといえます。

加えて、ふとんに入る1時間前の、テレビ、インターネット、メールは、脳への刺激になるため、控える必要があります。子どもにやめさせるだけなく、大人も控えることが望ましいでしょう。

2）行動療法的アプローチ

不眠症治療としての行動療法的アプローチはとても有効で、子どもへのアプローチ法には、以下のような手法があります[8]。

●消去法

子どもの行動性不眠症を強化している養育行動を行わないようにする（消去する）ことをいいます。翌朝の決めた時刻までは子どもの行動性不眠の症状（泣く、かんしゃくを起こす、親を呼ぶなど）を無視するなど、強化因子となる養育行動を消去することで症状を減らしていく方法です。ベッドから転落するなどの危険が伴わないよう事前の対処が必要です。消去法は、次の3つに大別されます。

❶無修正の消去法

翌朝決めた時間まで一貫して子どもに対応しない。

❷段階的消去法

泣く、かんしゃくを起こす、親を呼ぶなどの行動を始めたら、決めた時間（5～15分程度）まで別室で待ってそれでも子どもがおさまらない場合は様子を見にいく。

❸保護者同伴の消去法

親が子どもと同室にいるが、子どもには一切対応しないようにする。

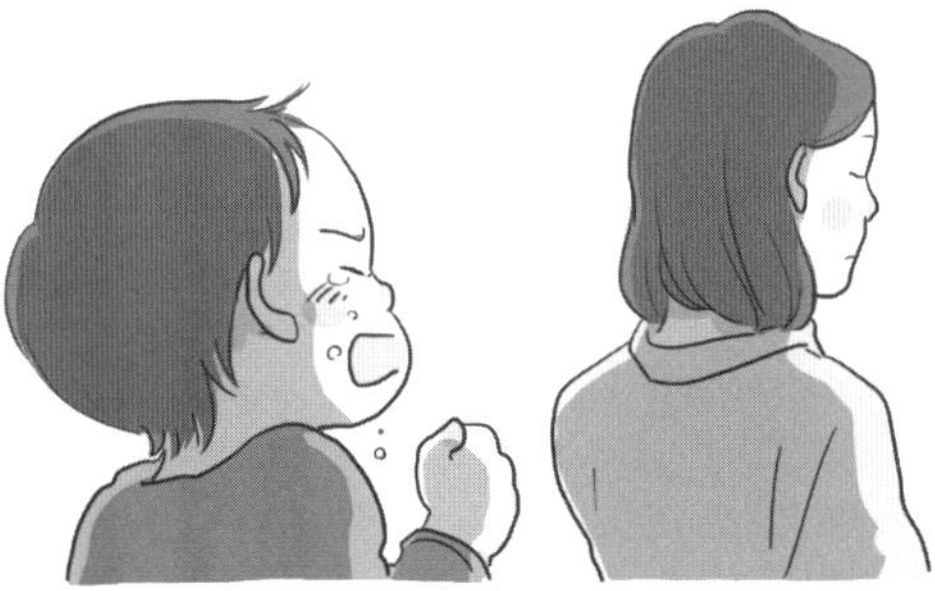

アメリカでは、いずれの消去法も、子どもの行動性不眠症への有効性が確認されています。日本では、親子同室で眠るのが一般的であるため、無修正の消去法と段階的消去法は幼児には現実的ではありません。しかし、保護者同伴の消去法は、後述する症例のように、個々の状況に合わせて応用できると考えられます。

3）入眠儀式／積極的儀式

入眠儀式とは入浴・歯みがき・服を着替えるなど就寝前にすることの手順を同じ時刻、同じ順番で行う「寝る前の決まりごと」です。積極的儀式は、就寝前の絵本の読み聞かせなどで、子どもが楽しめる入眠儀式の一種です。これらの方法は、就寝時のぐずりやかんしゃくなど不適切な行動を減らすことよりも、適切な行動を増やすことを目的としたアプローチです。子どもに適した積極的儀式を探し、入眠儀式の重要性を早い時期に認識することは長期的には不眠症予防にもつながるでしょう。

4）睡眠制限法[9]

子どもの睡眠制限法（図2-9）は、積極的儀式と組み合わせて用いる方法であり、積極的儀式の導入後に行われる場合が多いです。普段の入眠時刻より30分遅い時刻に、寝かせます。15分以内に子どもが入眠したら、翌日は就床時刻を30分早め、15分以内に入眠できない場合、翌日の就床時刻を30分遅らせます。これをくりかえし、子どもの発達上適切と考えられる時刻まで、就床時刻を次第に早める方法です。

5 実際の症例

症例1 **3歳5カ月の女の子**[10]**（身長91㎝、体重13・5㎏）**

［病歴］

胎生期、出生時に問題がなく、身体的・精神的発達にも大きな問題はありませんでした。保育園に入園した1歳過ぎから夜泣きがあり、夜目が覚めた後は車でドライブをしないと寝ない状態でしたが、2歳頃にはいったん軽快しました。

3歳頃、以前ほどではないものの夜泣きが再度出現し、一晩に3回は起きるようになりました。いびきはありませんが、歯ぎしりが見られました。覚

図2-9 睡眠制限法

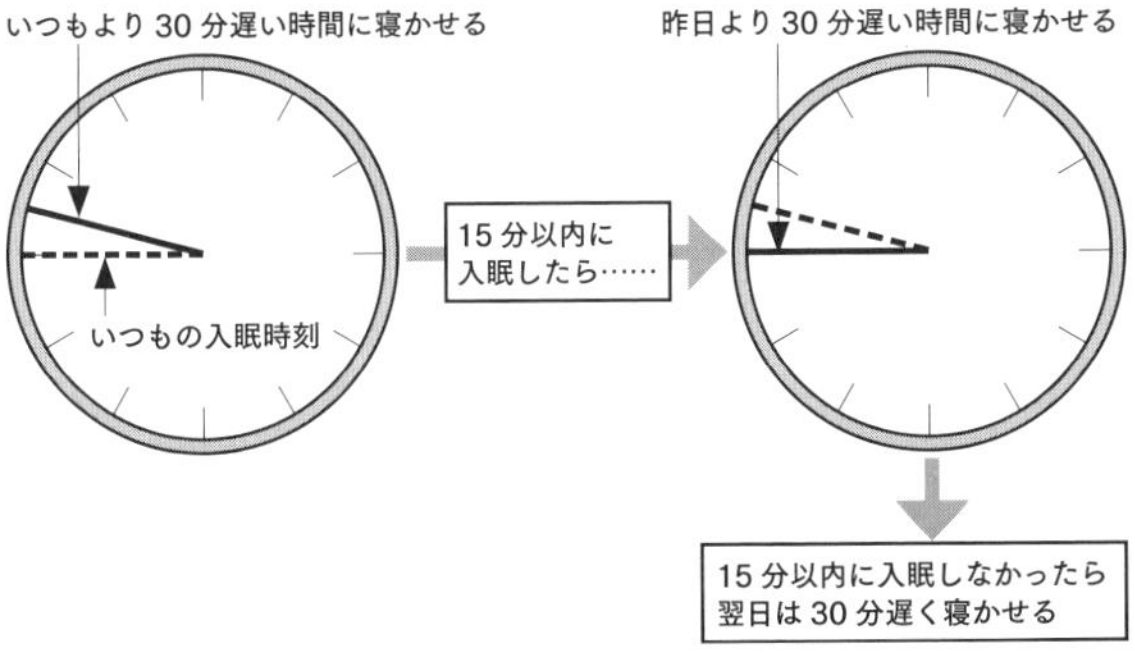

醒後の寝つきが悪く、父親が1～2時間抱っこしないと寝ないため、父親が睡眠不足の状態で日常生活に支障をきたしていました。日中は、夕食をあまり食べないこと以外は、行動上の問題はありませんでした。夜間の対応に苦慮し、睡眠専門機関を受診しました。

【診断】

子どもの行動性不眠症・入眠時関連型

【経過】

初診時から約2週間の睡眠周期を図に示します（図2-10）。子どもの行動性不眠症を強化している養育行動を行わないようにするため、①夕食をできる限り多く食べさせて夜間の牛乳の量を減らす、②夜泣き中の抱っこは原則やめるようにする、③寝室が寒かったため暖房を弱めにつけて睡眠中の室内環境を整えることを助言しました。

初診から2週間後、夕食をしっかり食べさせるようにしたところ、夜間の中途覚醒は平均2回まで減りました。初診から約1カ月後には、夜間に牛乳をほとんど飲まなくなりました。その結果、途中で目を覚まさない日も増え、抱っこを要求することもなくなってきました。図2-11を見てください。初診から約半年後、夜泣きはほぼ消失し、夜間まとめて眠ることができるように

図2-10 睡眠周期【初診時】

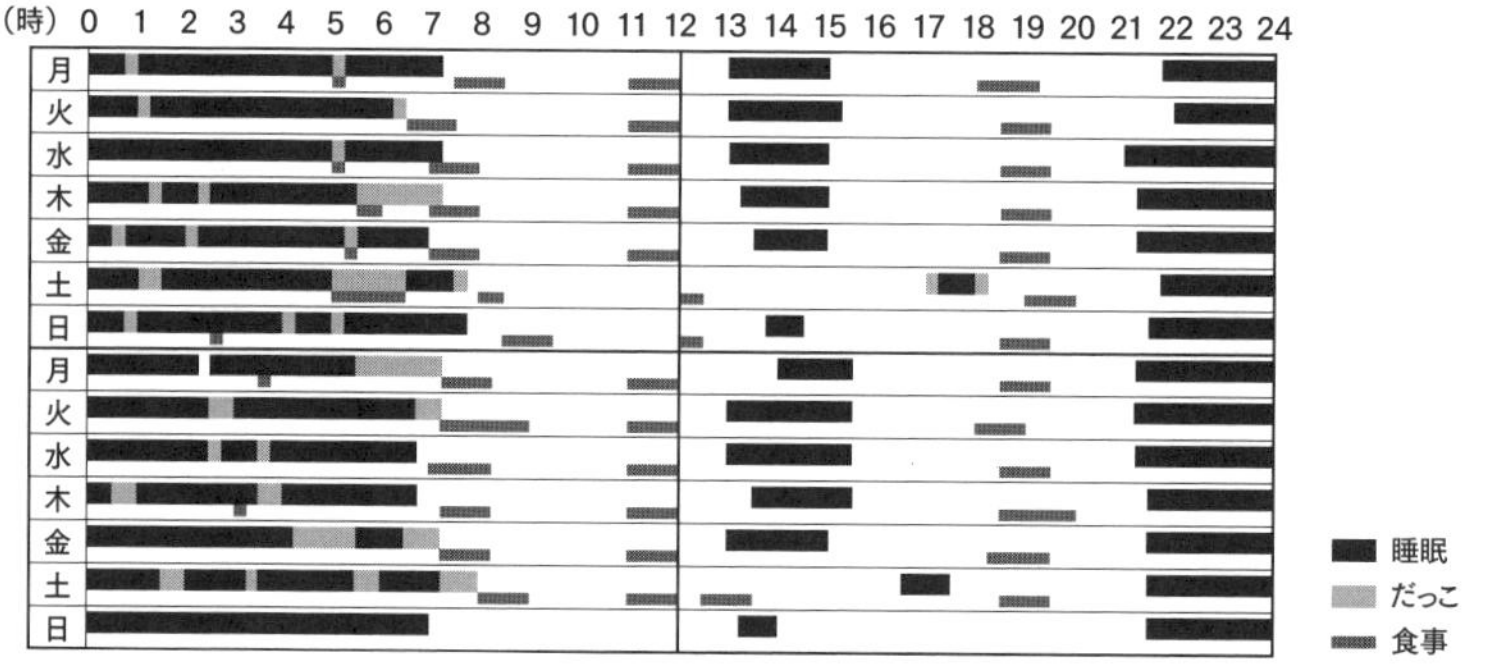

なり、父母の負担は劇的に軽減しました。

［ポイント］

夜泣きと父親への抱っこの要求を意図的に無視する消去法と、環境調整（室内温度の調整と空腹への対処）が功を奏した一例です。「今夜も眠らせてもらえないのでは」といった親の不安感・恐怖感が軽減したことも、子どもの不安感が減ることにつながった可能性があります。

症例2　4歳7カ月の男の子（身長100㎝、体重17・0kg）

［現病歴］

言葉が出始めたのは2歳頃で、その後増えず、指差しもその頃でした。幼少期より音への過敏さがありました。2歳半頃から保育園に通いながら、療育機関にも通っていました。夜間の睡眠がうまくとれず、夜寝つくのが午前1～2時で、起床が午前9～10時になるため、登園時間に間に合わない状態でした。子どもは母親が注意しても言うことを聞かないものの、保育士の言うことはよく聞く傾向がありました。母親が対応に苦慮し、診断と対応方法を求めて児童思春期精神科外来を初診しました。

図2-11　睡眠周期［初診後6カ月］

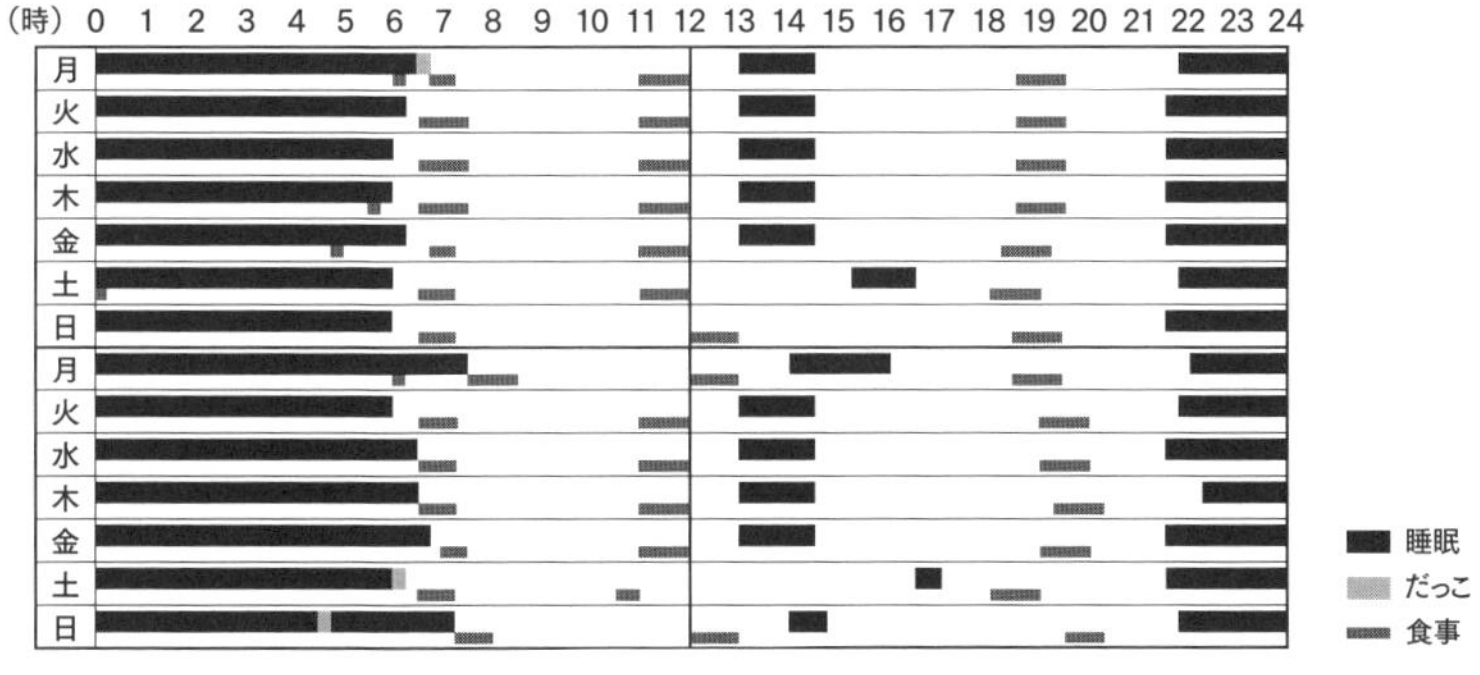

【診断】

子どもの行動性不眠症・しつけ不足型

【経過】

母親から詳細に生育歴を聴取し検査をしたところ、子どもに自閉スペクトラム症*の特性が存在することが明らかになりました。母親自身も、子どもの気持ちがくみとれないと、どう対応していいかわからないなど、子どもと同じ特性があることが明らかになりました。

また、母親はインターネット依存の傾向があり、24時間パソコンはつけたままで、子どもを寝かしつける間も、片手に携帯電話をもちインターネットをする状態でした。母と子どもは近くに住む祖父母の所で夕食をとっており、子どもが帰宅を嫌がり、祖父も引きとめるため、帰りが午後11時をまわることもしばしばありました。

具体的な対応方法を少しずつ母親に教育する必要があると判断し、①祖父母の家からは午後9時には帰宅する、②祖父母宅から帰宅後子どもを寝かしつけるまではインターネットはしない、③午前0時までには子どもを寝かせることを助言しました。

また保育園長に協力してもらい、園長の出勤時に子どもを迎えに来てもら

***自閉スペクトラム症**：神経発達障害の1つで、社会的コミュニケーションの障害（他人への関心が薄かったり、かかわり方が極端に一方的すぎるなど）、行動、興味、または活動の限定された反復的な様式（臨機応変に対応することが苦手なため「いつも同じ」であることにこだわる、興味が偏るなど）を主たる症状とする。その他、感覚過敏または鈍感さや睡眠覚醒障害などが見られる場合も多い。

うことにしました。母親がなかなか一貫した行動をとれませんでしたが、6カ月経過した頃には午後9時には祖父母宅から戻り、午前0時までには入眠できるようになりました。朝起床時にお風呂に入れることで目を覚まさせ、園長のお迎え時には週半分以上支度ができている状態までは改善しています。

しかし、母子の関係性の問題、日中のしつけの問題など、課題は多く残されています。今後、保健師とも連携をとり、保健師訪問を利用して、睡眠もふくめた生活環境の改善を試みる予定です。

【ポイント】

母子共に発達障害の特性をもっている子どもの行動性不眠症・しつけ不足型の事例です。親に問題がある場合、対処方法についてより具体的に何度も伝える必要があります。また、夜間だけでなく、日中の生活もふくめたアプローチが必要です。この症例は、保育園、療育施設、保健師、ヘルパーなどさまざまな職種が連携しながら取り組んでおり、各諸機関の緊密な連携が必要と考えています。

6 考慮すべきその他の病気

子どもの不眠症を考えるうえで、重要な疾患があります。

- 概日リズム睡眠障害（睡眠相後退型、不規則睡眠—覚醒型）（第4、5章参照）
- 不適切な睡眠衛生
- 閉塞性睡眠時無呼吸症候群（第6章参照）
- レストレスレッグス症候群
- 周期性四肢運動障害
- 適応障害性不眠症（障害が3カ月未満の場合）
- 基礎となる身体疾患（胃食道逆流、喘息、アトピー性皮膚炎、中耳炎などの痛み）
- 不安障害やうつ病など精神障害に伴う不眠
- 自閉症スペクトラム障害や注意欠如多動性障害などの発達障害に伴う不眠

その他の睡眠障害については、第3章以降をご参照ください。不安障害*でも、

＊**不安障害**：精神疾患のなかで、不安を主症状とする疾患群をまとめた名称。不安障害の中にはパニック障害、恐怖症、強迫性障害、PTSDなどがある。具体的には、明確な不安対象があるもの、原因がトラウマ体験によるもの、体の病気や物質によるものなど、さまざまなものがふくまれている。

就床時に入眠に困難が生じる可能性があります。不安障害の場合は、夜間だけでなく、日中の不安症状も発現するはずですが、小さい子どもの場合、不安を自ら訴えることはむしろ少なく、元気に走りまわっている子どもの中にも、不安症状を抱えている場合があり注意が必要です。

また、小児うつ病*の場合、不眠の治療を行っても不眠症状は改善せず、うつ病自体の治療が必要となりますので、鑑別が非常に重要です。また、発達障害児は、定型発達児と比べ、高い確率で睡眠の問題が起こります。

とくに乳幼児期に顕著で、夜の寝つきが悪い、途中で目を覚ますとなかなか寝ない、寝たり起きたりの状態が1日中続く、ちょっとの物音で覚醒してしまうなど、年齢相応の睡眠覚醒リズムが確立しにくい場合、発達障害の可能性も考慮する必要があると考えられます。

この章では子どもの行動性不眠症を中心に説明しました。子どもの不眠の問題は、子ども自身の問題ではなく、家族全体の、ひいては社会全体の問題としてとらえる必要があります。また、早期に介入し、家族が疲弊しないよう見守る必要があります。

***うつ病（小児）**：生活に支障を来すほどの強烈な悲しみやいらだたしい気分が続くこと。大切な人などを失ったり悲しい出来事が起こったりした直後に生じることがあるが、その感情がその出来事とは不釣り合いに強く、妥当と思われる時期がすぎても続く。子どもの自尊心にも深く影響する。小学生の頃なら嫌な気分としか感じなくても、思春期になると孤独感や自己否定感を生じ、自殺願望を抱いたり深刻な問題になる可能性がある。

第３章

睡眠時随伴症と睡眠時運動障害

小児期の睡眠は、成人に比べて明らかに深睡眠*が多いのが特徴です。一般に深睡眠からの覚醒は、浅睡眠からのそれに比べてスムーズに目覚めにくいのですが、この特性は夜更かしな子どもが朝なかなか起きてこないという現象につながるだけでなく、夜間の中途覚醒時期に生じるさまざまな異常現象につながることが知られています。

また、本来人間はさまざまな身体の周期的運動*があります。成人ではこれが脳からの制御システムにより抑えられているのですが、小児期には制御（抑制）機能の発達が不十分なため、身体各部位の周期的な運動がしばしば生じます。これらの概略と対処法について説明します。

*深睡眠：ノンレム睡眠の睡眠段階3と4をまとめた用語。徐波睡眠（14ページ参照）と同じ意味。

*周期的運動：ここでは短時間の間に反復して生じる運動のこと。

1　睡眠時随伴症

睡眠時随伴症は、眠りにつくとき、睡眠中、または眠りから覚めるときに生じる不快な身体的現象を総称したものです。これには、異常な行動、夢体験、自律神経機能の障害などがふくまれますが、重症なものでは、健康被害、心理社会的な問題を引き起こしたり、本人ならびに家族を悩ませることがあります。

1）覚醒障害

成人期に比べて小児期にはノンレム睡眠から目覚めへの移行がスムーズでないため、覚醒障害と呼ばれる「寝ぼけ」を生じやすいのです。覚醒障害には、錯乱性覚醒、夜驚、睡眠時遊行症の３つがふくまれます。

この３つに共通しているのは、①ノンレム睡眠期、とくに深睡眠期に起こりやすいこと、②深睡眠期に無理やり起こすと症状が発現しやすいこと、③遺伝的な要因が関与するケースが多いこと、④小児期に好発することなどです。また、これらは複数が合併することが多く、深睡眠量の多い夜間前半に起こりやすいこと（図３-１）も特徴といえるでしょう。

ノンレム期に覚醒障害の起こる原因は十分解明されていませんが、深睡眠の安定性が低下していて中途覚醒しやすい特質があること、症状発現時期においては、前頭頭頂部の連合皮質の血流が低下（つまり眠っている状態）とともに帯状回と視床の活性化（これにより大脳辺縁系をふくめた情動経路が活性化される）が存在すること[1]などが指摘されています。

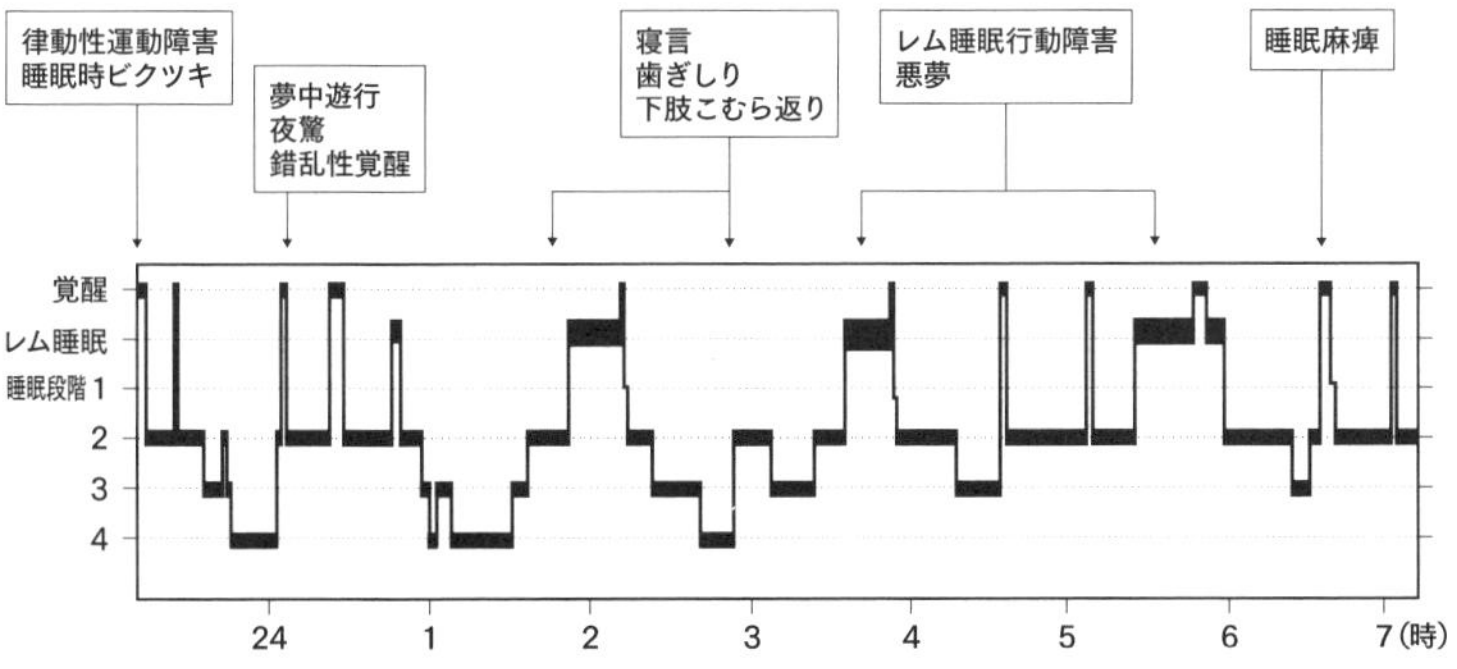

図３-１　睡眠時随伴症・運動障害の夜間分布

2）錯乱性覚醒

睡眠からの覚醒途中あるいは覚醒後の明らかな精神的混乱によってうめいたり、泣き叫んだり、手足をバタバタさせたりするような行動をとることが主な症状です。徘徊や恐怖は見られませんが、なだめようとすると、興奮が強まることがしばしばあります。このような状態は、通常5〜15分で終わりますが、30分以上続くケースもあります。3〜13歳までの有病率は17・3％、思春期以降著しく減少して2・9〜4・2％になるといわれています。

小児期の錯乱性覚醒は基本的には良性で、大半が自然消失しますので、それほどあわてる必要は無く、無理になだめようとせず、ベッドからの転落や転倒などに配慮したうえで見守るのがよいでしょう。また、睡眠不足は症状発現の誘因になるので、十分な睡眠をとるよう配慮すべきです。

3）睡眠時遊行症

いわゆる夢遊病です。眠ったまま日常的な行動をとることを指しますが、トイレ以外の場所で放尿したり、外へ出てしまったりするなど、不適切な行動のことも少なくありません。典型例の睡眠脳波像を図3-2に示します。睡眠時遊行中

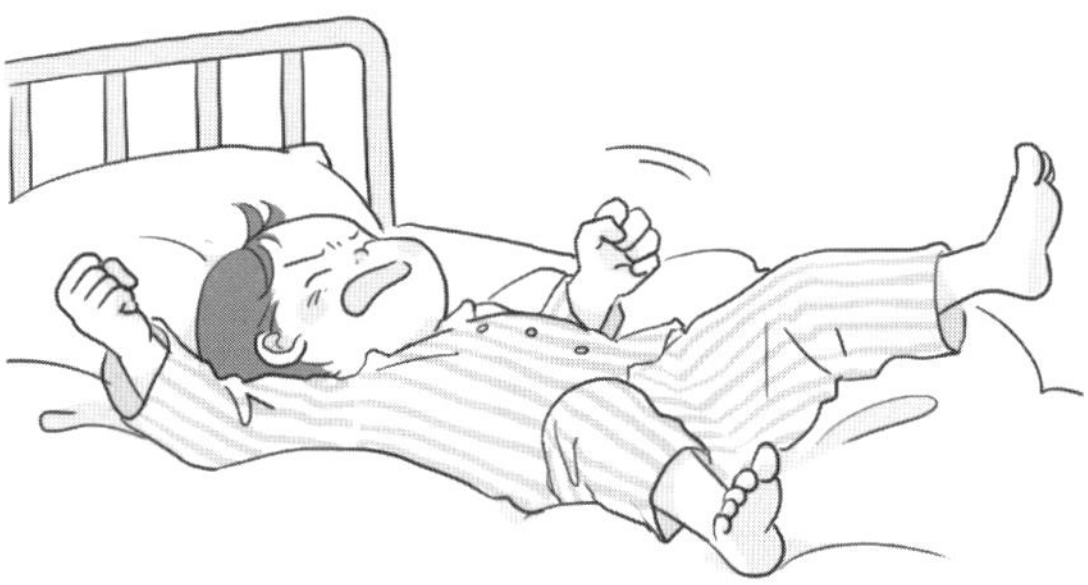

図3－2　夢中遊行時の睡眠ポリグラフ検査（PSG）所見

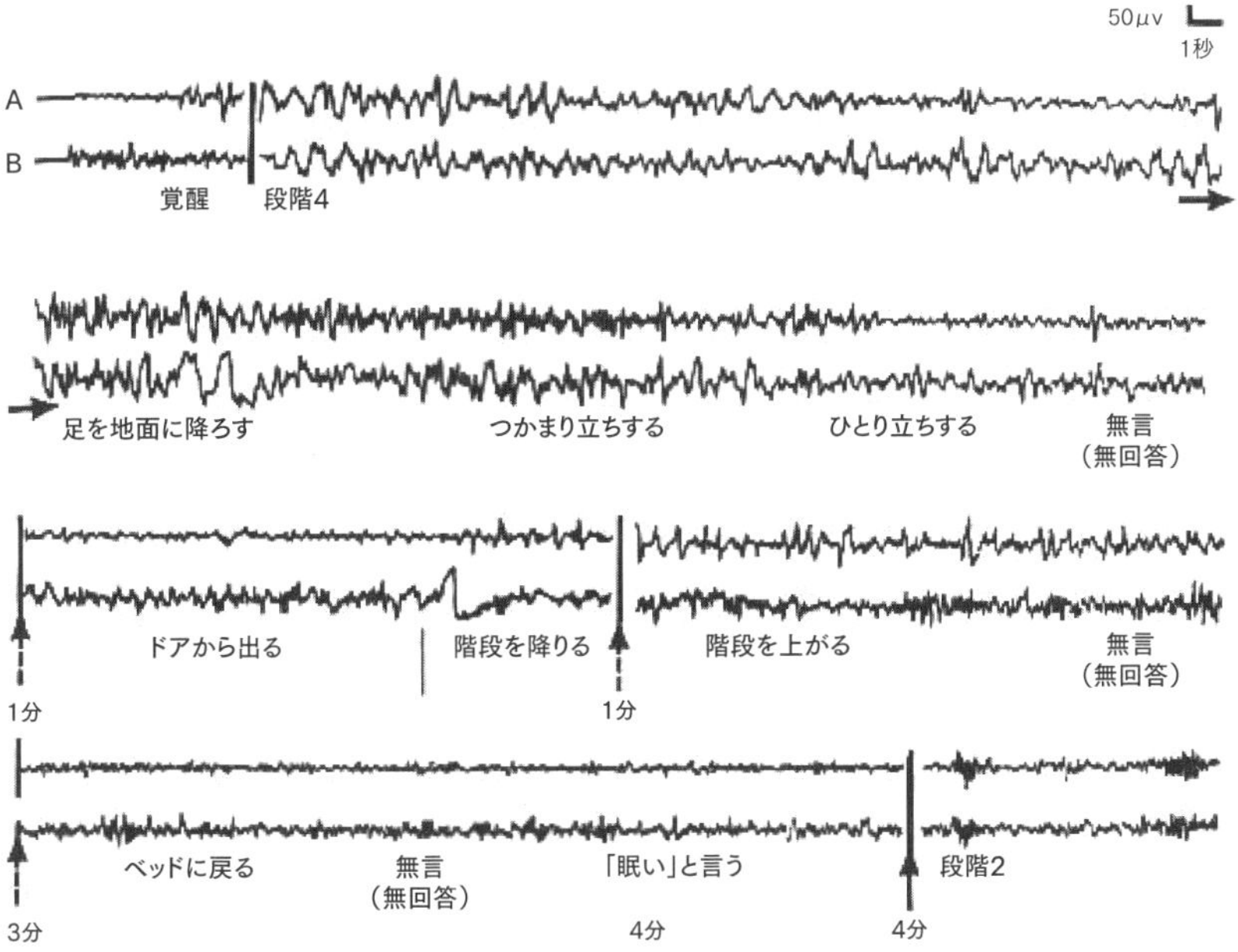

脳波上は覚醒状態は見られず、睡眠脳波が連続している。

A：左眼球－頭頂前部、B：頭頂後部－左後頭葉。

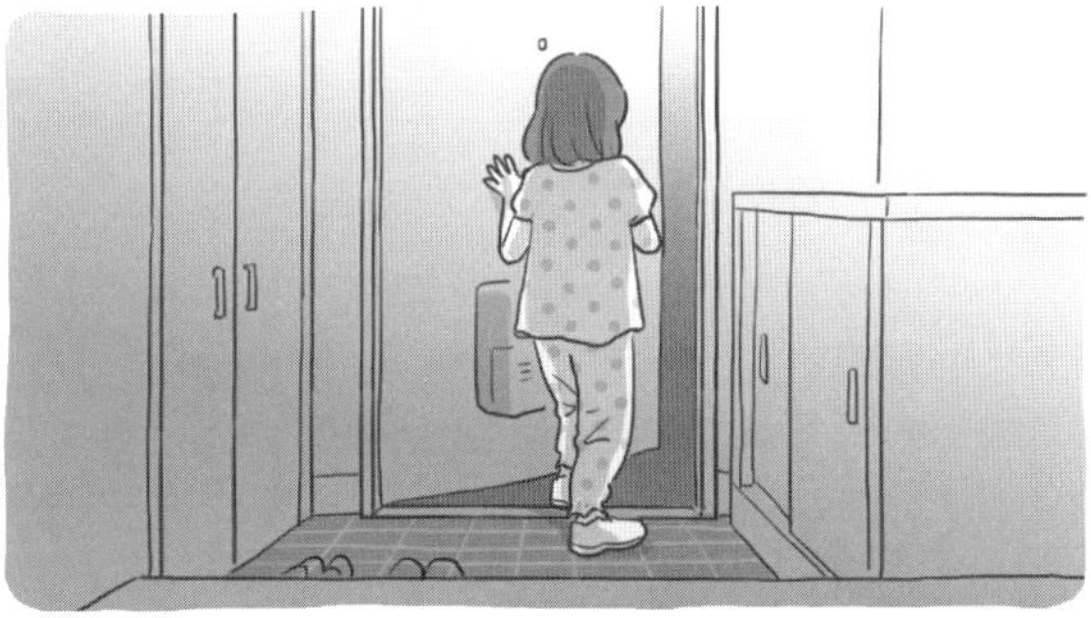

には目を開けて（瞳孔は縮小傾向）いますが、脳活動は睡眠状態が継続しています。ですから、呼びかけに対する反応は遅れる傾向にあり、無反応のことも少なくありません。寝言を伴うこともあります。

睡眠時遊行症は遺伝性が高く、両親にこの症状が見られるときには、60%の確率で子どもにも遊行症状が生じるといわれています。[2] てんかん*が睡眠時遊行症様の症状で発症するケースや、閉塞性睡眠時無呼吸*で息が止まって中途覚醒した際にこのような症状が見られるケースもあるので、鑑別は慎重に行うべきです。

睡眠時遊行症も、ほとんどが思春期までに消失します。発熱、心理・身体的なストレス、鎮静剤使用、騒音や光などの刺激が原因になることがありますので、遊行の頻度が多い場合は、これらの刺激をできるだけ取り除く工夫が必要でしょう。

ケガがないように見守るべきですが、なかなかよくならないとき、症状が重症な場合には、クロナゼパムや三環系抗うつ薬を服薬してもらって治療することもあります。症状がおさまったら減量・中止できるケースが多いようです。

4）睡眠時驚愕症（夜驚）

睡眠時驚愕症《きょうがくしょう》では、深睡眠から覚醒するとき、叫び声や悲鳴、強い自律神経

＊てんかん：突然意識を失って反応がなくなるなどのてんかん発作をくりかえし起こす病気。症状は基本的に一過性で、てんかん発作終了後は元通りの状態に回復することが特徴。1000人に5～8人（日本全体で60万～100万人）の患者がいる。

＊閉塞性睡眠時無呼吸：第6章参照。

系の症状が認められ、脈拍数が増える、呼吸が速く、皮膚があかくなり、発汗、瞳孔拡大、筋肉に力が入った状態になります。多くは寝床の上に起き上がりますが、混乱していて、適切な応答はできません。睡眠時驚愕症の子どもでの有病率は、1〜6・5％とされ、やはり遺伝性が高いと考えられています。対応法は、錯乱性覚醒、睡眠時遊行症と同様でよいでしょう。

2 夜尿症

子どもの発達段階において、大脳からの指示による排尿を抑制するメカニズムが完成しかつ睡眠のリズムも安定化する5歳以降では、通常夜尿が生じることはなくなります。この時期を過ぎても夜尿が続く場合には、病的と考えられます。わが国での夜尿症児の頻度は、6・7〜14・7％と報告されていますが、このうち、毎年15〜17％が自然消失していきます。しかしながら、長期化する児童が存在するのも事実です。夜尿症児は男の子に多く、性差は3〜6：1といわれています。

夜尿症の原因は1つではありません。夜尿児の血縁者に夜尿の既往をもつ人が多いこと、両親が夜尿歴をもつ場合に子どもに夜尿が生じる割合は、両親がとも

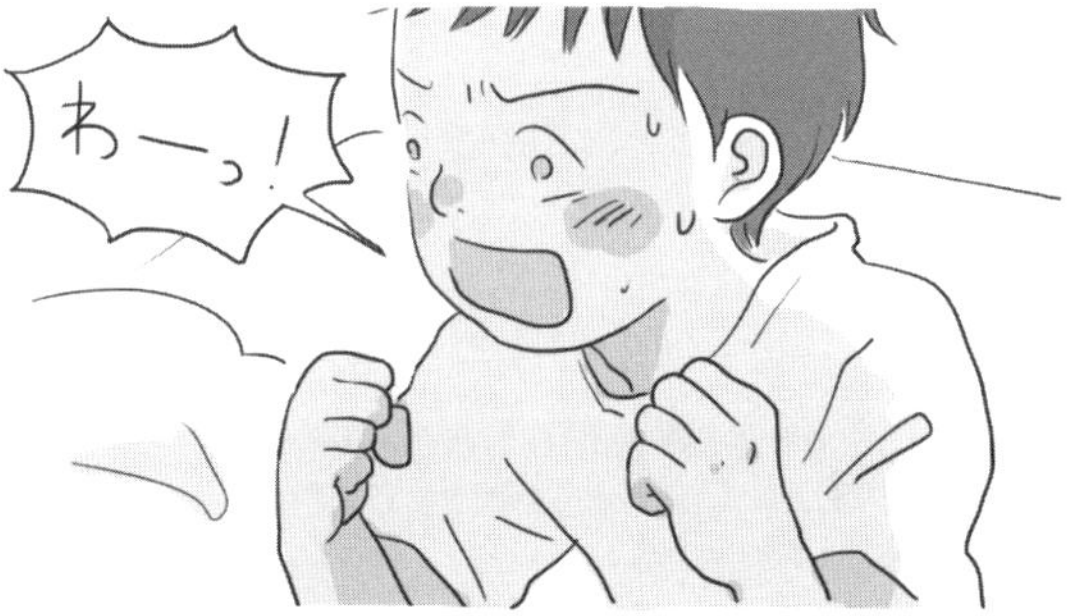

に夜尿歴がない場合の11・3倍に達することから、遺伝が強く関与するという考え方があります。

また、正常児と比べて夜尿症児では、昼間の膀胱容量には差がないものの、夜間尿をためられる容量が小さくなるという問題点も指摘されています。[3] また、夜尿症児の20～30%では、抗利尿ホルモン分泌が低下していて、夜間多尿になりやすくなっているようです。ただし、夜間尿量が増加しても、正常児では大量に尿をためて夜尿が生じないように対処できるのですが、夜尿症児では尿意での覚醒と畜尿する「体のシステム」が未熟なため、これが防止できなくなっているケースがあるようです。

ほかに、睡眠から目覚めへの移行がスムーズでない（一種の覚醒障害）ために夜尿に至っている事例も無視できません。Watanabe らは、膀胱内圧と睡眠の関係から病態を分類していますが（図3−3）、このなかでは図中のI型、次いでII型が多いようです。[4]

夜尿症の治療は、主に泌尿器科が窓口です。治療は早い方がよいわけではなく、自然治癒なども考慮して、8歳前後の治療開始がめどになっています。治療法としては、夜尿の水分を感知してアラームを鳴らす夜尿アラーム*（尿意によって目覚める確率が高くなるのではなく、尿を保持する機能が高まる）、抗うつ薬や副交感神経

＊アラーム療法：おねしょをすると、尿の水分をセンサーが感知し、アラームなどで知らせる装置を使用したトレーニング。子どもが次第に意識しだし睡眠中のおしっこを保つ力がつき、続けて使用すると、朝までおねしょをせずに眠れるようになる。3カ月間の継続使用で、約60～70%に有効といわれている。

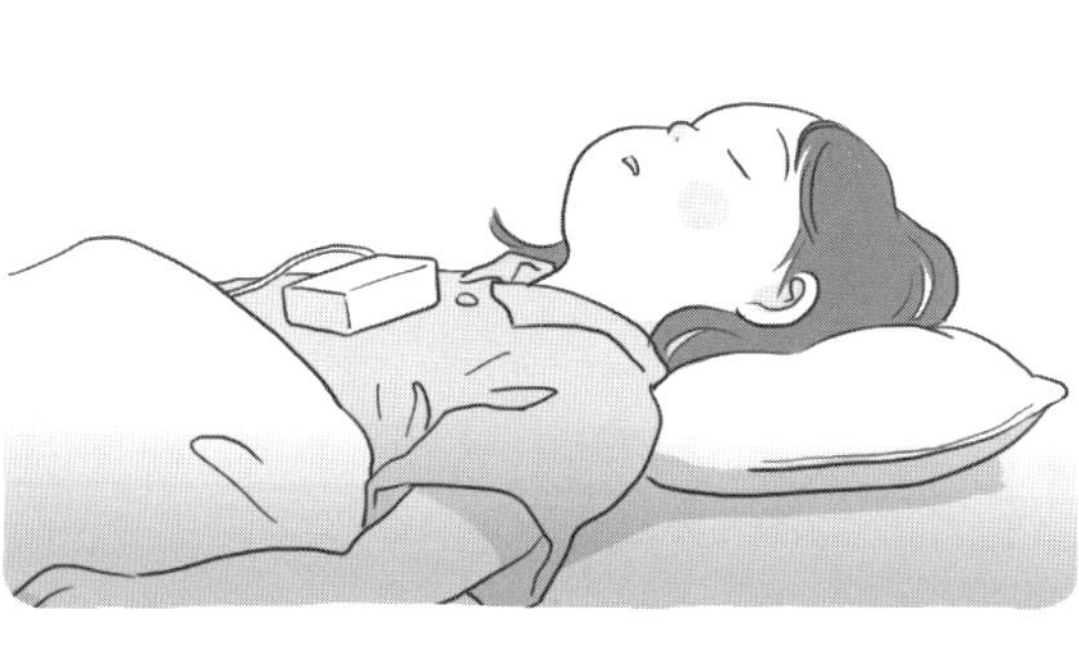

図3－3 膀胱内圧脳波終夜同時測定による夜尿症分類

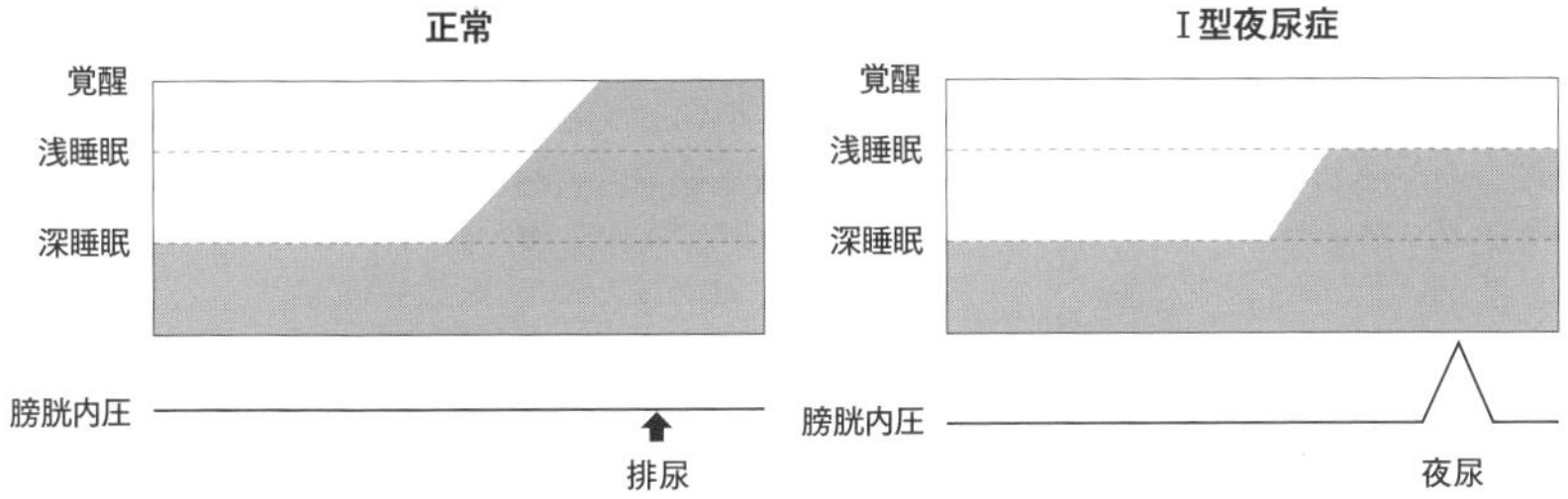

正常者は、深い睡眠時に膀胱に尿が充満すると、浅い睡眠に移行し、その後覚醒してトイレで排尿をする。

Ⅰ型夜尿症患者は、正常者と同様に膀胱に尿が充満すると、深い睡眠より浅い睡眠に移行するが覚醒できずに夜尿をしてしまう。軽症の覚醒障害を原因とする病型である。

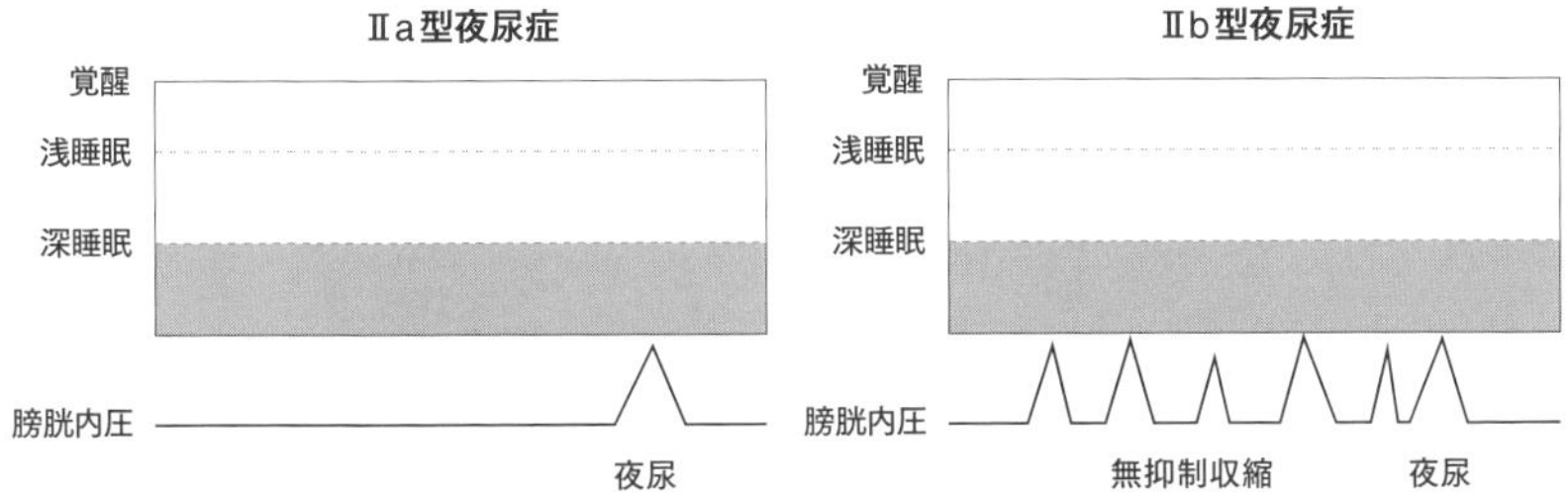

Ⅱa型夜尿症患者は、膀胱に尿が充満しても脳波に変化は認められず、深い睡眠のまま夜尿をする。重症の覚醒障害を原因とする病型である。

Ⅱb型夜尿症患者は、睡眠時にのみ膀胱に無抑制収縮が出現し、これが原因で深い睡眠のまま夜尿をする。ある種の膀胱機能障害を原因とする病型である。

遮断薬、抗利尿ホルモンなどが用いられます。

薬物治療は、副作用発現リスクとともに、中止後に再発するケースが少なからず存在することが問題視されています。全体的な有効率から見て、国際的には夜尿アラームと抗利尿ホルモンスプレーが第一選択とされています。

3 レム睡眠期に起こる睡眠時随伴症

1）悪夢障害

成人での悪夢は、心理的なストレスが原因になることが多く、心的外傷後ストレス障害（PTSD）に慢性的な悪夢が多いことがよく知られています。子どもの悪夢は、必ずしも心理的ストレスに起因するわけではなく（もちろん、悪夢がストレスになることはいうまでもありませんが）、より生理的なものと考えられています。

親を悩ませるほどの悪夢は、3〜5歳では10％を超えるといわれており、6〜10歳の間に発現率はピークを示し、その後成長につれて減少します。[5] 思春期以降の悪夢は女性の方が多いのですが、小児期では明らかな性差は存在しません。他の睡眠障害と同様に悪夢も双生児では一致率が高く、家族内で多発する傾向があることから、遺伝的な要素があるものと考えられています。

　夢体験は、レム睡眠期にもたらされることから、くりかえして悪夢を生じる悪夢障害では、レム睡眠メカニズムになんらかの問題があるものと推測されやすいのですが、実際には睡眠の構造には一定の異常はなく、患児に睡眠検査を実施すると、レム睡眠時に心拍数や呼吸数が増えたわずか後に、突然の覚醒が生じるのが観察されます。[6] このような心拍・呼吸変化を伴う突然の中途覚醒は夜驚にも似ていると言えましょう。ただし、夜驚はノンレム期に生じるもので、明瞭な夢体験はなくもっぱら夜間睡眠の前半に生じるのに対し、悪夢障害のエピソードは夜間後半に見られ、夜驚ほどの自律神経活動の変化は見られません。悪夢障害では、治療が必要な症例は少ないのですが、重症の場合にはＰＴＳＤに準じた治療を行うこともあります。

2　睡眠麻痺

　入眠時ないし目覚める際に、目覚めているという自覚はあるのに、話すことも体を動かすこともできなくなる状態を、睡眠麻痺《まひ》（金縛り）といいます。これは、レム睡眠期に、通常のノンレム睡眠に比べて覚醒水準が高いという現象と、この時期に全身の重力に対抗して動く筋肉の力が抜けてしまうという現象にもとづい

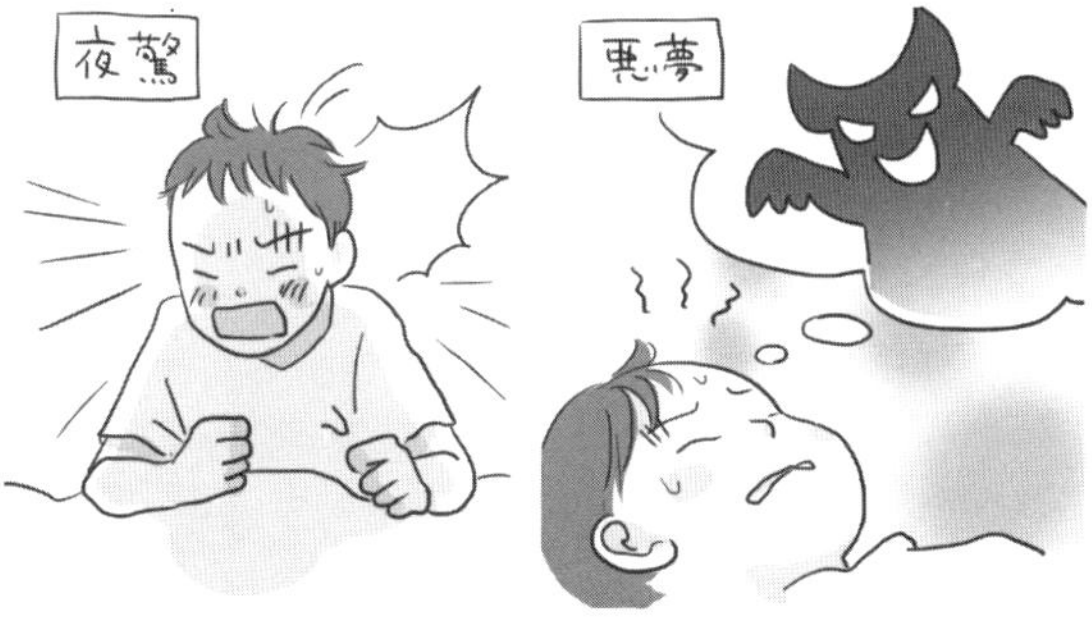

て生じるものです。

睡眠麻痺では、時に寝床の周囲に誰かがいると感じるような錯覚・幻覚を伴うこともありますが、症状は覚醒すると自然に消失します。睡眠麻痺は、ナルコレプシーという、頻繁に居眠りを生じる過眠性疾患の主要な症状ですが、この病気は比較的まれで、健康な人に見られるケースの方が多いようです。海外の報告では、通常思春期〜青年期に生じること、一般人口での割合は５〜６％とされています[7]。

睡眠麻痺は、睡眠の質が悪化している時や、日中に過度の仮眠をとった場合、体内時計の変化（典型的には時差ボケ）で生じやすくなることがわかっています。一般に年齢が上がるにつれて睡眠麻痺は減ることが多いので、治療が必要なケースはめったにありませんが、慢性化しているような場合には、昼寝もふくめて不規則な睡眠習慣を正す指導が必要でしょう。

4　運動障害

1）むずむず脚症候群（Restless Legs Syndrome：ＲＬＳ）

むずむず脚症候群は、①下肢*を中心にした異常感覚と動かしたくてたまらない欲求、②この症状が安静時（座位、臥位*）で発現する、③患部を動かすことによって楽になる、④夕方～夜間に症状が発現もしくは悪化する、という４つの特徴を示す疾患です。

症状発現部位は大半が下肢ですが、下腹部や背中、上肢、顔面に生じることもあります。この病気は、睡眠時間帯に生じるため、夜間不眠の重要な原因になり、このために日中の疲労感や不安などの問題を引き起こしやすくなること、生活の質が悪化することもわかっています。[8] 表3-1に成人と小児のむずむず脚症候群の診断基準を示します。[9]

むずむず脚症候群では、睡眠中に図3-4のように、足関節・膝が20～30秒ごとにくりかえし折れ曲がる運動を示すことがあります。これは周期性四肢運動（Periodic Lim Movements during Sleep：ＰＬＭＳ）と呼ばれます。成人の周期性四

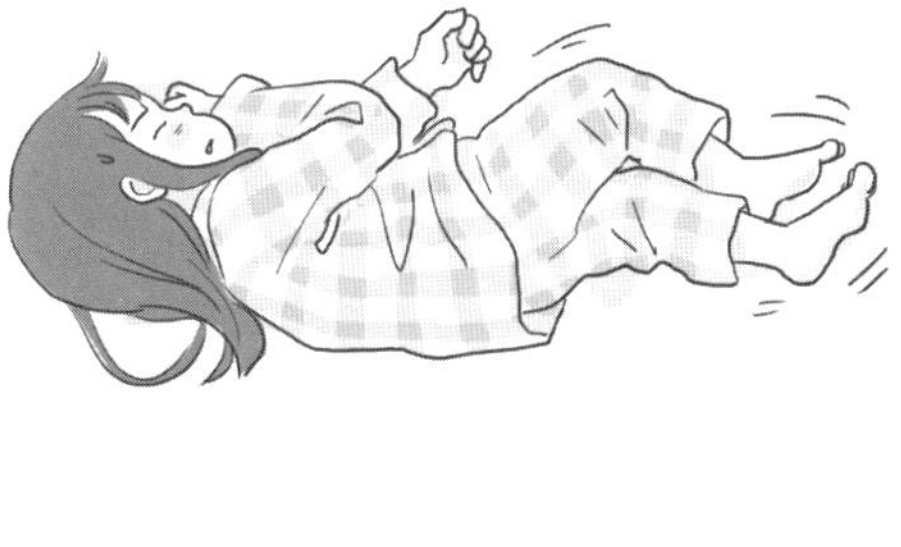

***下肢**：両足の部分。
***臥位**：寝た状態の姿勢。

表3−1　むずむず脚症候群の診断基準[9)]

成人患者の診断（12歳よりも年長）

A. 下肢を動かそうとする強い衝動を訴える。通常、下肢に不快で嫌な感覚をおぼえる。あるいは、この感覚のために衝動が生じる。
B. 動かそうとする衝動や不快感は休息中、また寝転んだり座ったりして静かにしているときに始まる、または悪化する。
C. 動かそうとする衝動や不快感は、歩いたり身体を伸ばしたりすれば、少なくともそういった運動をしている間は、部分的または全体的に楽になる。
D. 動かそうとする衝動や不快感は夕方や夜に強くなる、または夕方や夜にしか生じない。
E. この病態は、他の現行の睡眠障害、身体疾患や神経疾患、精神疾患、薬物使用、または物質使用障害では説明できない。

小児患者の診断（2〜12歳まで）

Aのみ、またはBとCで基準が満たされる。

A. 子どもに、上述の4つの基本的な成人のRLS基準すべてが適合し、自分の言葉で下肢の不快感と関連する表現をする。

または、

B. 子どもに、上述の4つの基本的な成人のRLS基準すべてが適合するが、自分の言葉で下肢の不快感と関連する表現をしない。

かつ

C. 子どもに、以下の3つの所見のうち少なくとも2つが認められる。
i）年齢にふさわしくない睡眠障害。

ii）血のつながった親や兄弟姉妹にはっきりRLSが認められる。

iii）睡眠ポリグラフ上、周期性四肢運動指数が睡眠1時間当たり5回以上認められる。

注：小児RLSの推定基準は研究目的のため開発されたもので、文献にあげた米国国立衛生研究所診断部会報告書にある。

図3−4　周期性四肢運動（PLMS）の運動形態

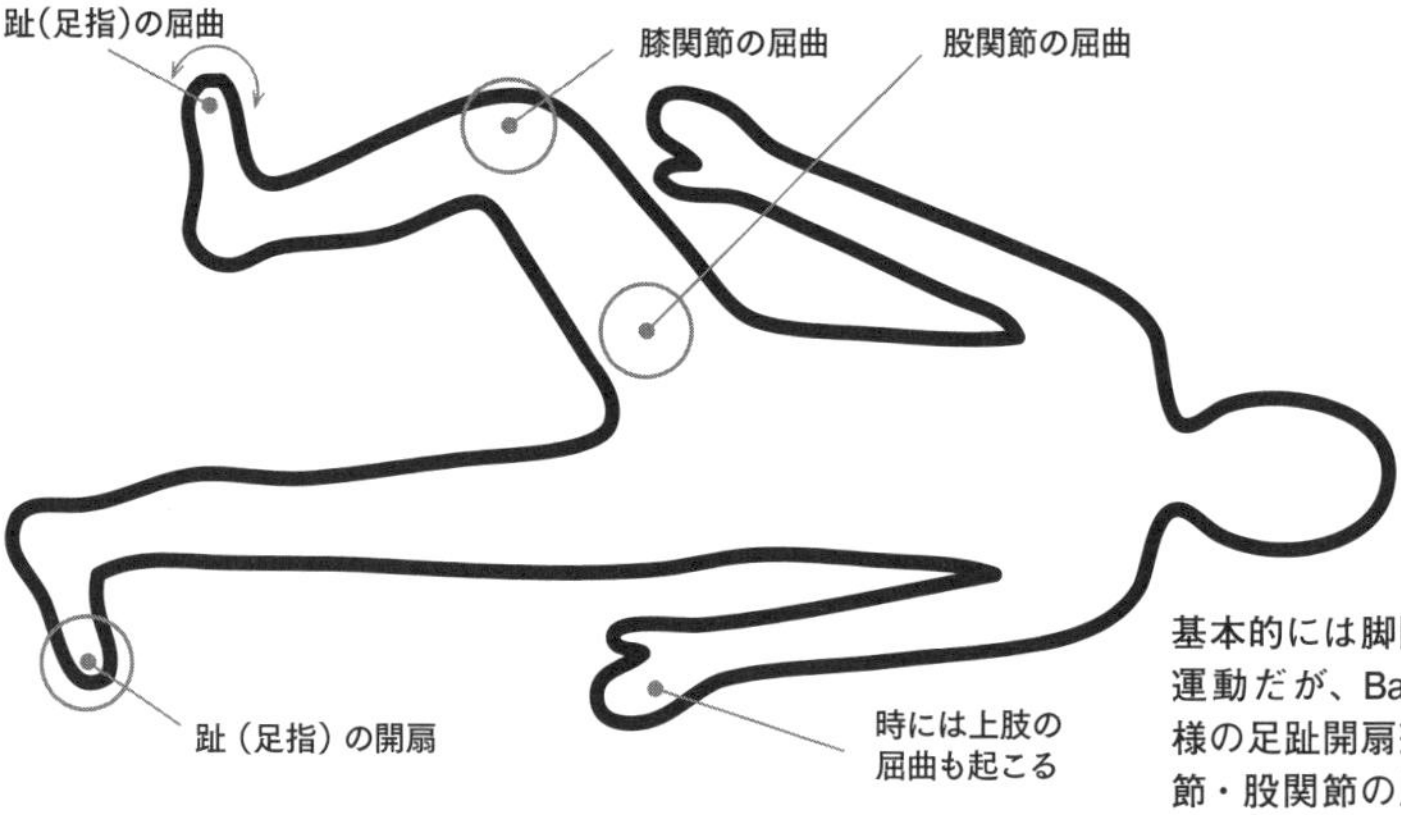

基本的には脚関節の屈曲運動だが、Babinski反射様の足趾開扇運動や膝関節・股関節の屈曲を伴った三重屈曲反射様の運動を呈することもある。

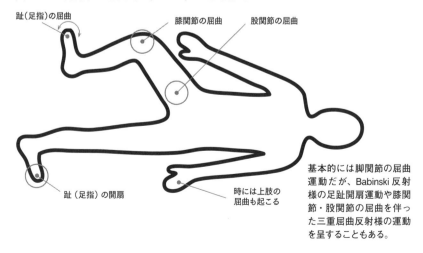

肢運動はむずむず脚症候群の人の50〜80％に見られるといわれていますが、子どもの場合は成人より若干低いようです。

むずむず脚症候群は、睡眠に関連した運動障害としては最も頻度が多く、白人の成人では5〜8％、日本の成人では2〜4％に見られること、高齢層とくに女性で有病率が高いことがわかっています。小児期では、成人に比べると有病率は低いものの、少なからず存在することがわかっており、海外での調査では1％を上回っていると報告されています[10]。

むずむず脚症候群は、中枢からの感覚制御機能の障害によって起こるとされています。その背景には、ドーパミンという神経伝達物質系の機能異常、鉄代謝が関与するといわれていますが、小児期のむずむず脚症候群は遺伝性が高く、3分の1で家族歴があります。ただし、家族性むずむず脚症候群は、例外もあるものの、ゆるやかに進行するといわれています。

子どものむずむず脚症候群は、成長痛と見誤られていることも少なくないので注意が必要です。また、子どもの場合は大人に比べて昼間に症状が現れやすく、とくに授業中や集会のときにむずむずしてじっとしていられなくなることが多いため、注意欠陥・多動性障害（Attention Deficit Hyperactivity Disorder：ＡＤＨＤ）*と間違えられることがありますが、適切な治療を受けるとＡＤＨＤ様の症状は消失します。

＊ＡＤＨＤ：年齢に不釣り合いな不注意（集中できない、物をなくしやすい）と多動、衝動性（じっとしていられない、静かに遊べない）が同程度の年齢の発達水準に比べて頻繁に、強く認められる発達障害。幼少期には多くの行動が健常の子どもにも当てはまるため、診断には慎重な判断が求められる。

子どものむずむず脚症候群は、鉄分不足が原因で起こっているケースがかなり多いようです。症状を訴える子どもは必ず鉄代謝マーカー（血清鉄、フェリチン）を測定し、必要に応じて鉄剤を補充すべきですし、予防的に鉄分の多い食事（レバー、ほうれん草など）をとるよう心がけることも必要でしょう。

成人では、ドーパミン神経を強化する薬剤、抗けいれん薬などが用いられますが、子どもの場合には、これらの投与は有効なものの、副作用リスクがあるので、ごく少量にとどめるべきと考えられています。

2）律動性運動障害

乳幼児期（とくに9カ月目まで）には、手や頭を激しく動かす、睡眠関連律動性運動障害という現象が生じることがあります。この動きは、寝入り際から夜間前半に生じますが、その動きは反復性かつ規則的です。運動のパターンとしては、頭を前後方向へ打ち振る「頭打ち型（head-banging型）」、仰向けで頭を左右に振る「頭左右振り型（head-rolling型）」が代表的ですが、これ以外に全身を前後・左右に振るような動きを示すことがあります。

律動性運動障害は、乳児期には非常に多い（9カ月では59％）ですが、その後確実に減少し、5歳以降には5％以下になります。ただし、知的障害、自閉傾向*に

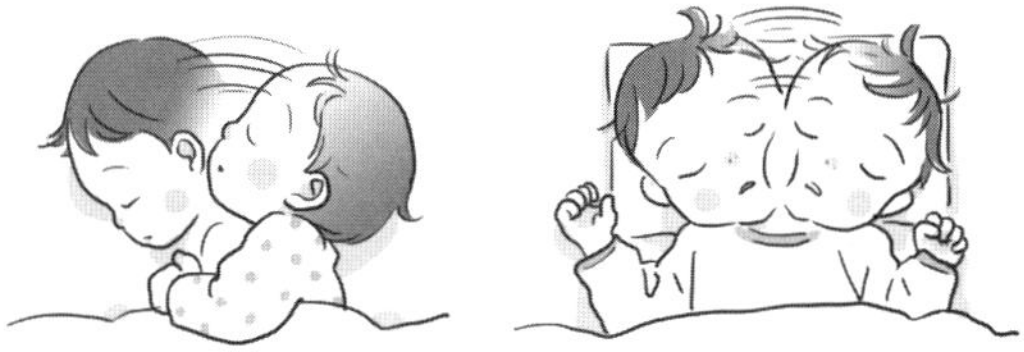

＊**自閉傾向**：自閉スペクトラム症、46ページ参照。

ある子どもでは、後年まで症状が残ることがあります。青年期以降の発症はまれですが、ストレスをきっかけに律動性運動障害が始まることもあります。

律動性運動障害の診断には、睡眠ポリグラフ検査*が必要で、これによりてんかん*をはじめとする他の疾患を鑑別する必要があります。気になる場合には、睡眠障害の診療を得意としている小児科ないし睡眠専門医療機関を受診なさることをおすすめします。

しかし、頭を打ったりする動作は、周囲を驚かせることがしばしばあるものの、ふとんの上でやる分にはけがをするリスクは少ないので、軽度のものであれば見守るだけでいいでしょう。ただし、知的障害児や自閉症児では、頭を打ちつけることによる外傷（頭蓋《ずがい》内に硬膜下血腫《こうまくかけっしゅ》*を生じたり、目をけがすることがあります）の危険性がありますし、ベッドや壁に身体を打ちつける騒音に家の人が悩まされる場合には、治療の対象になります。

治療薬としては、三環系抗うつ薬、クロナゼパム、カルバマゼピン等が用いられます。これらは比較的効果は高いのですが、翌日の作用が持ち越して、眠気を生じることがありますので、この点には注意すべきでしょう。

***睡眠ポリグラフ検査**：睡眠時に脳波、呼吸、脚の運動、あごの運動、眼球運動、心電図などを記録する検査。

***てんかん**：56ページ参照。

***硬膜下血腫**：硬膜と脳の間に血腫が形成された状態のことで、直後意識障害になることが多々ある。めまい、嘔吐なども起こる。

3）睡眠時歯ぎしり

睡眠時の歯ぎしり（睡眠時ブラキシズム）は、成人でも5～8％に見られる現象ですが、小児期ではさらに頻度が多く、幼児期には10～20％に見られるといわれています。歯ぎしり自体は一般的な現象ですが、歯への負担（擦り切れてしまうこともあります）が強い場合、翌朝に顎の筋肉の疲労や痛みを生じている場合には、治療対象となります。

歯ぎしりを自覚する人は、その約50％で家族に同じような歯ぎしりが存在しますし、一卵性双生児ではかなり一致率が高いことから、遺伝的な要因が関与していると考えられています。歯ぎしりの原因としてストレスや歯の咬み合わせの問題を重視する向きもありますが、これらを立証した研究は数少ないようです。

実際には脳の運動調節機能の変調*に負うところが大きく、咀嚼筋《そしゃくきん》*の活動が睡眠中に高まるために起こると考えられます。治療としては、歯を保護する目的でマウスガードや歯科用スプリントが用いられることが多いのですが、これらでは歯ぎしりの運動自体を抑制することは困難です。現在、歯ぎしりの抑制を目指した薬物療法がいくつか開発されていますが、使用法は簡単ではないので、適応の有無について、担当の歯科医師に相談すべきでしょう。

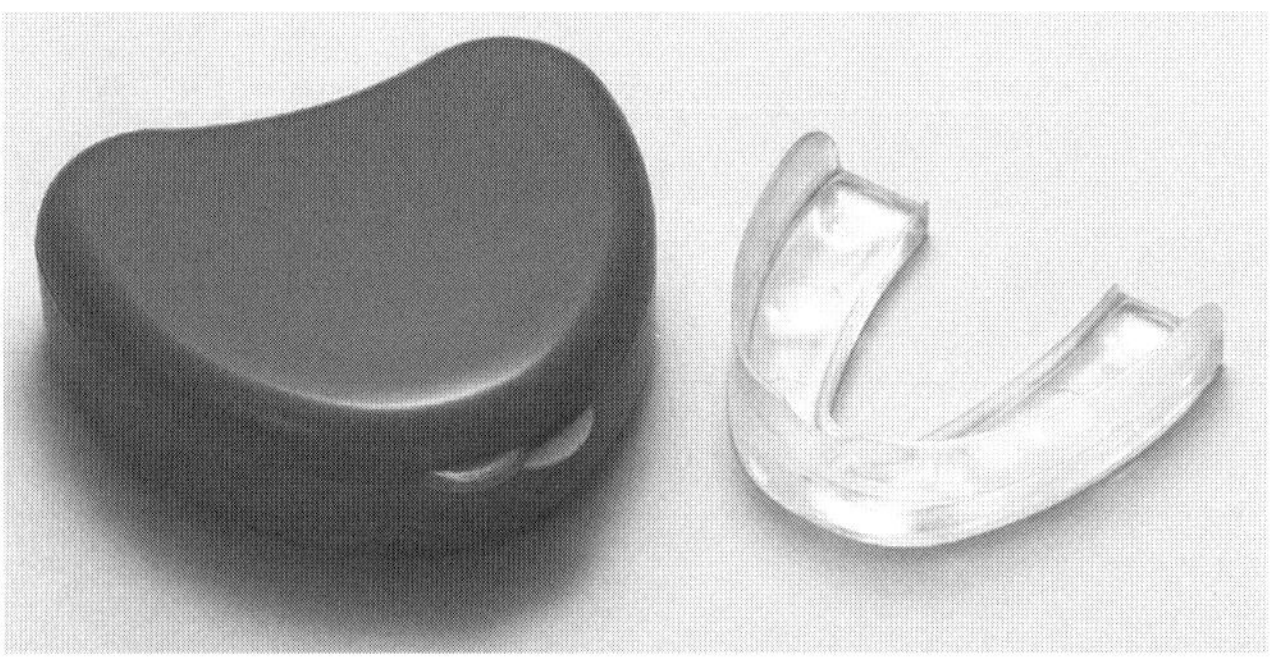

歯ぎしり防止マウスガードの例：歯ぎしりマウスガードR
（画像提供：株式会社東京企画販売）

4）良性新生児睡眠ミオクローヌス

新生児期とくに出産後1～3日目から、睡眠中に四肢（両手足）、体幹の1秒間に4～5回のすばやい動きが、非対称性かつくりかえし10～20秒くらい連続して生じることがあります。これを良性新生児睡眠ミオクローヌスといいますが、てんかんのような異常な脳波所見もなく、予後は良好です。とくに治療は必要とせず、2～3カ月で減っていきます。

子どもでは、不眠症や睡眠時無呼吸症は成人に比べて少ないものの、発達段階の途中で起こってくる行動障害や運動障害がしばしば見られます。自然治癒するものが少なくないので、過度に神経質になる必要はありませんが、慢性化しているケース、けがにつながりかねない重症例、本人・家族の日常生活に影響するようなケースは、積極的に治療した方がよいでしょう。心配な場合には、日本睡眠学会のホームページ*で、近くの睡眠医療専門医を探して相談してください。

***運動調節機能の変調**：睡眠中は運動をコントロールするメカニズムが変化し、目覚めているときに生じない動きが生じやすくなる。

***咀嚼筋**：舌あご部分にある、噛むときに使う筋肉の総称。

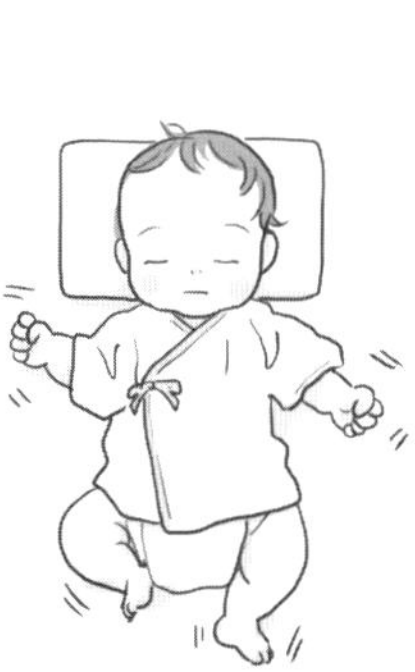

***日本睡眠学会ホームページ**：http://jssr.jp/

第４章

子どもの過眠症

1 ナルコレプシー

1）概念

ナルコレプシーは中枢性過眠症*の1つで、オレキシン神経系*の機能障害が原因です。主な症状は、睡眠覚醒リズムの多相化（日中の覚醒、夜間の睡眠を維持できない）とレム睡眠関連症状（情動脱力発作*、入眠時幻覚、金縛り）です。日中の睡眠、情動脱力発作、入眠時幻覚、睡眠麻痺（金縛り）をナルコレプシーの四主徴といいます。

日本人で600人に1人、欧米人で2000人に1人がナルコレプシーになっているといわれています。性差はありません。HLA（ヒト主要組織適合抗原）で規定される遺伝的な要因が関与していると考えられています。

2）臨床症状

ナルコレプシーは居眠り病とも呼ばれ、夜間の睡眠は充分とれているにもかかわらず、日中に耐えがたい眠気のため眠り込んでしまいます。眠気を感じることなく、気がついたら眠っていることもあります。耐えがたい眠気とは、単調な作

＊**中枢性過眠症**：中枢神経系の覚醒維持や睡眠調節のメカニズムの障害で起きる過眠症のこと。

＊**オレキシン神経系**：オレキシンは、食欲や報酬系にかかわるほか、睡眠や覚醒を制御することが知られている。

＊**情動脱力発作（カタプレキシー）**：強い感情（大笑いしたり、得意になったり、驚いたり、興奮したり、喜んだりなどのプラスの感情が強く働いたときに多い）をきっかけとして、全身あるいは首、膝、腰、あご、まぶたなどの筋肉の緊張が突然消失する発作のこと。

ナルコレプシーの四主徴

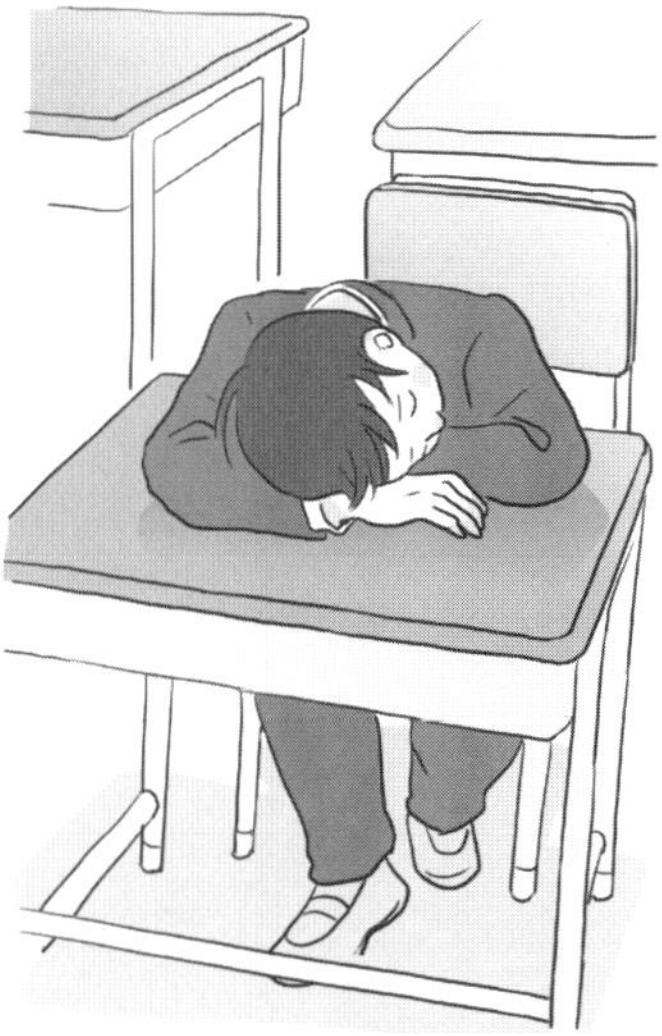

日中の睡眠

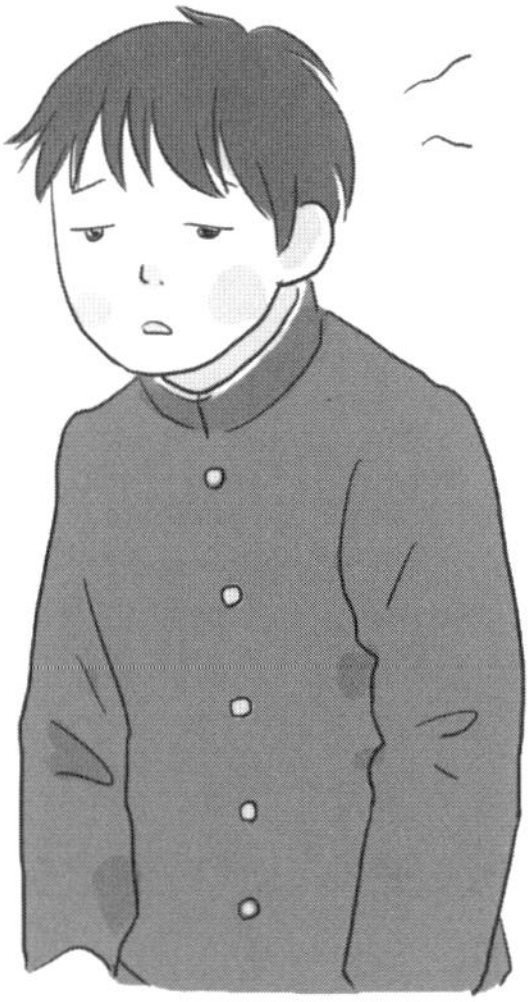

情動脱力発作

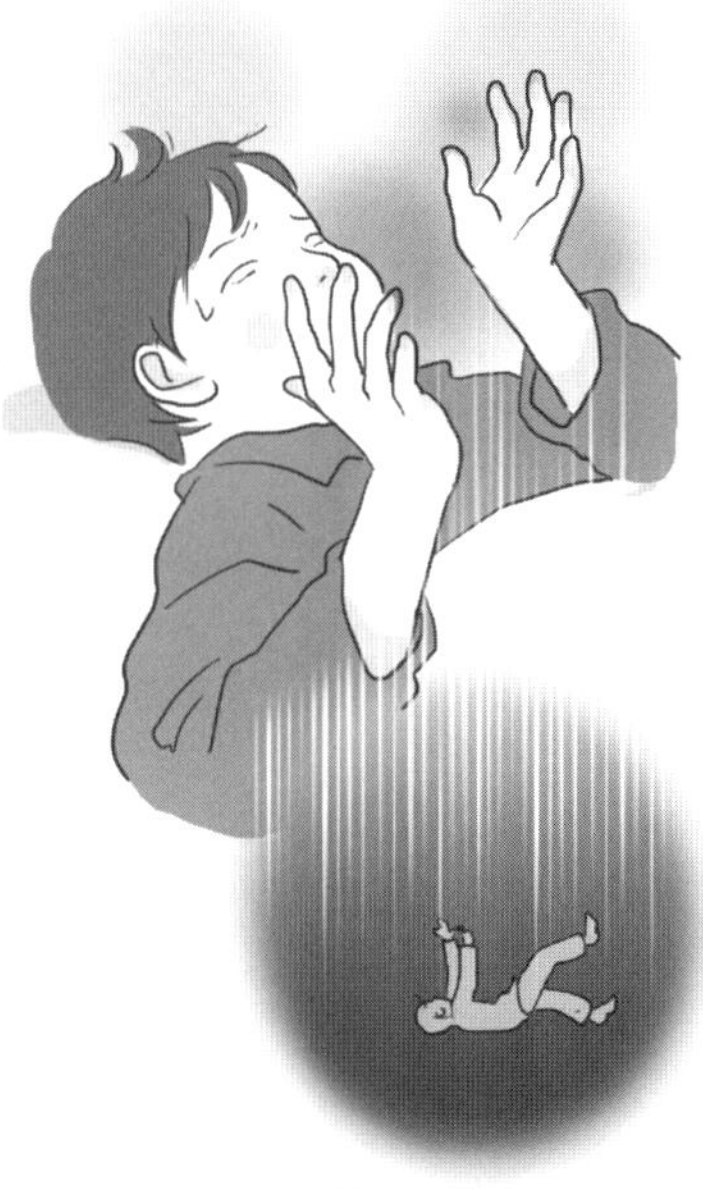

入眠時幻覚

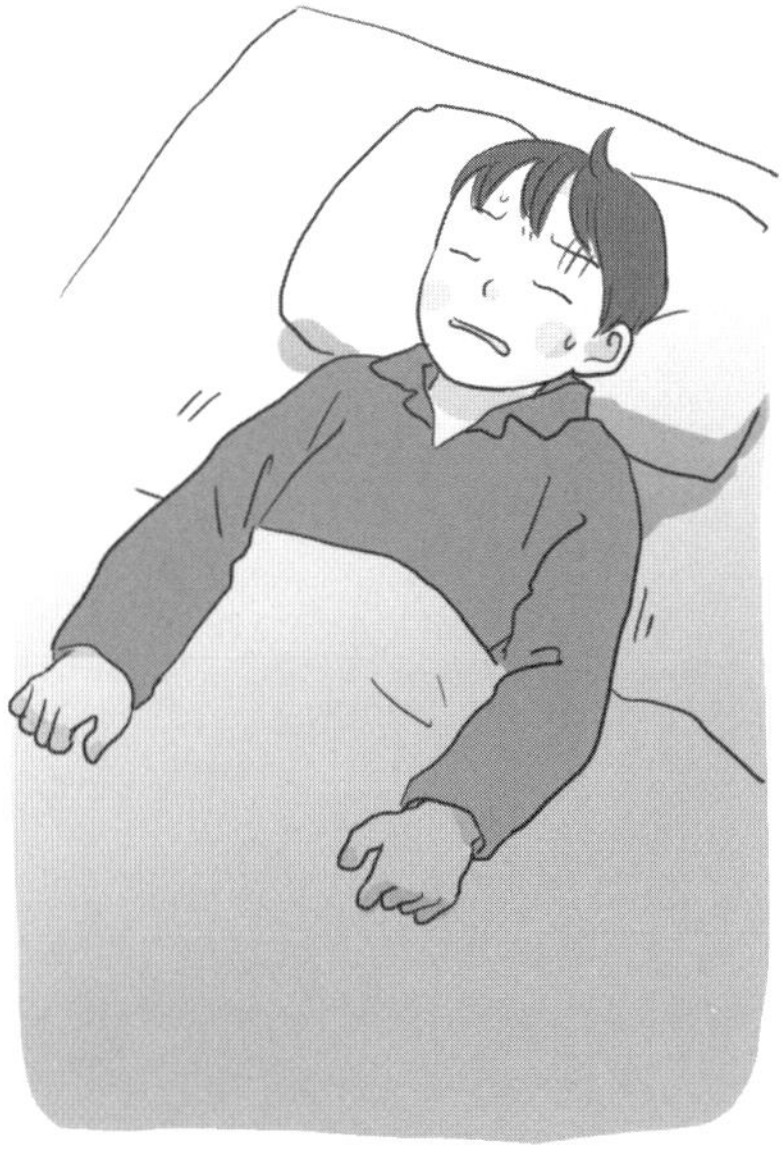

睡眠麻痺（金縛り）

業や退屈な会議だけではなく、会話中や、試験中、危険な作業中などでも起こり、10〜30分の居眠りをすると、爽快感をもって覚醒します。そしてまた1〜2時間たつと耐えがたい眠気がきて、それをくりかえします。

情動脱力発作（カタプレキシー）は、頬がゆるむ、呂律《ろれつ》が回らない、まぶたが下がるなど、他人に気づかれない軽いものから、膝ががくんとする、身体が崩れて倒れるなど重いものまであります。意識は保たれており、失禁や呼吸困難などになることはありません。発作を起こしたまま眠り込んで、入眠時幻覚、睡眠麻痺を続いて起こすこともあります。

近年の診断基準（ICSD-2）では、情動脱力発作は認めないが、それ以外の症状や脳波検査（MSLT）結果などが同じものを「情動脱力発作を伴わないナルコレプシー」としています。

入眠時幻覚とは、寝入りばなの鮮明で生々しい夢体験のことであり、非常に現実的で、とくに体感幻覚（触覚、痛覚、温度など）を感じます。睡眠麻痺は、金縛り体験のことで、悪夢を伴うことが多く、本人は強い恐怖や不安を感じ、逃げようとしたり助けを呼ぼうとしますが、手足は動かず声も出ません。

発症年齢は10代半ばがピークですが、5歳以下の発症例もまれではありません（4・6〜11・7％）。適切な治療により基本症状は大きく緩和され、ほとんど支障なく社会生活が可能です。治療しない期間が長引くと、居眠りによる失敗をくりかえし、それが病気とは思わないため、「自分はだめな人間だ」と自信を失い、自責的になったり、周囲からの批判や嘲笑《ちょうしょう》を恐れて消極的で諦めやすく抑うつ的な性格になりがちです。また、発症の多くが思春期であることから、過眠症状などによる学業や職業選択への影響は大きいと考えられるので、早期診断と早期治療開始は非常に重要です。

慢性疾患ですが、加齢により症状は軽くなることが多いようです。

3）眠気の評価

子どもの睡眠の状態を把握するために3つの方法があります。

①睡眠日誌をつける

客観的ではありませんが長期間にわたる睡眠覚醒リズムの経過観察に役立ちます（図4－1）。

②終夜睡眠ポリグラフィ（PSG：polysomnography）

脳波、眼球運動、オトガイ筋筋電図、心電図、呼吸気流、胸、腹部呼吸運動、

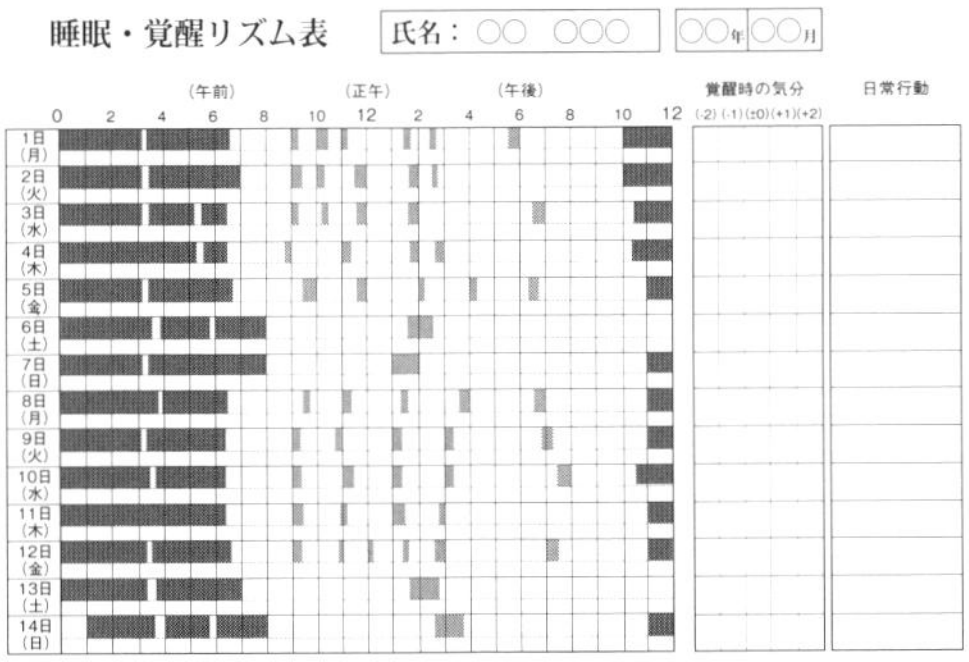

図4－1
ナルコレプシー睡眠・覚醒リズム表

前脛骨筋筋電図などを終夜にわたり連続記録します。脳波はノンレム睡眠ステージ＊や覚醒反応の判定など、睡眠の定量、定性に必要であるほか、てんかんの鑑別についても有用です。睡眠段階の判定結果は睡眠経過図として表し、各種の係数を算定します。

③反復入眠潜時検査（MSLT：Multiple Sleep Latency Test）

日中の眠気を客観的に測定する方法で、②に引き続いて翌日に施行します。2時間おきに、4～5回の睡眠（最大20分間）をとってもらい、脳波、眼球運動、オトガイ筋筋電図を記録し、入眠にかかるまでの時間（入眠潜時）、レム睡眠までの時間（レム潜時）を計測します。また、入眠できた場合には、15分以内にレム睡眠が出現するかどうか観察します。前夜の睡眠が十分（6時間以上）であることが前提です。

しかし8歳未満の標準データがなく、15分以内のレム睡眠出現は年齢が上がると減少し入眠潜時は延長するなど、年齢に依存した変化が知られていることなどから、診断基準に成人の基準値を利用することが適切かどうかは異論があります（Challamel ML, Sleep 1994）。

＊ノンレム睡眠ステージ：14ページ参照。

4）問診のポイント

患者の訴える眠気とは何をさしているかが重要です。眠気という言葉が使われない場合もあります。幼児や学童ではとくに、だるい、疲れやすいなどの自覚症状や、なまけている、ぼんやりしている、いらいらする、怒りっぽい、注意力がない、落ち着きがない、忘れっぽいなど、注意欠陥多動性障害（ＡＤＨＤ*）に似た行動、情緒心理学的問題に見える訴えをすることがあります。

本人は眠気を感じていなくても、「気がつくと眠っている」ことがあるため、周囲の人（家族、兄弟、教師など）からの客観的情報も重要です。

ＩＣＳＤ‐２*での診断基準では、日中の眠気のほか、はっきりとした情動脱力発作を認めれば、「脱力発作を伴うナルコレプシー」と診断できますが、中枢神経刺激薬の投与をふまえれば、反復入眠潜時検査で４～５回の検査の平均睡眠潜時*が８分以下で、入眠時レム睡眠期が、２回以上見られることを確かめておくことが重要です。情動脱力発作は認めないものの、反復入眠潜時検査で同様の所見を認める場合を、「情動脱力発作を伴わないナルコレプシー」としています。

脱力発作を伴うナルコレプシーでは、髄液中オレキシン濃度は１１０pg／mℓ以下（正常値の３分の１以下）です。この所見はナルコレプシー疾患に特異的で発症

＊**ＡＤＨＤ**：65ページ参照。

＊**ＩＣＳＤ‐２**：睡眠障害国際分類 第2版の略語。30ページ参照。

＊**睡眠潜時**：目覚めている状態から眠りに入るまでの所要時間のこと。

直後から明瞭な差があるので、早期診断に役立ちます。神経身体疾患を合併して薬の内服がやめられない場合や、子どもなどで診断が難しい場合には、終夜睡眠ポリグラフィや反復入眠潜時検査など信頼できる客観的な指標が乏しいため、とくに有用といえます。

日本人ナルコレプシーの情動脱力発作を伴うナルコレプシーの90％以上で、HLA-DRB1*1501/ DQB1*0602という遺伝子型の組み合わせ（ハプロタイプ）を示します。

5）治療

夜間に睡眠をしっかり確保して日中の計画的昼寝を取り入れた生活を送るようにします。子どもは怠けているのではなく、眠い病気であって、治療として昼寝を取り入れることを学校にも理解してもらい、環境を整えます。

日中の過眠症状にはモダフィニル、メチルフェニデート、ペモリンなどドーパミン再取り込み阻害と放出促進を主作用とする薬を服用します。なお、メチルフェニデートは現在登録医しか処方できず、ナルコレプシー以外は保険適応外になっていません。夕方以降に服用すると夜眠れなくなる恐れがあるので半減期を考えて服用時刻を決めます。少量からだんだん増やしていき、効果が得られる量で維持するようにします。

薬はドーパミン神経活動を賦活化《ふかつ》し＊、交感神経を刺激するので、頭痛、動悸、吐き気、食欲低下などの副作用が見られることがあります。不安、緊張が高い症例や、緑内障、甲状腺機能亢進症、頻脈、狭心症、重篤な肝障害がある場合、精神刺激薬は禁忌です。服用後、いったん眠気が増した後、覚醒水準が上昇する（奇異反応）例があります。

情動脱力発作と入眠時幻覚や睡眠麻痺に対しては、レム睡眠を強力に抑制する少量の三環系抗うつ薬が有効で、クロミプラミン、イミプラミンなどが使用されてきました。最近ではより便秘などの副作用が少ないセロトニン・ノルアドレナリン再取り込み阻害薬（ＳＮＲＩ）、セロトニン再取り込み阻害薬（ＳＳＲＩ）も使用されます。

しかし突然の断薬で反動として情動脱力発作重積（情動脱力発作が通常より感情の動きが少ない状態でも起き、脱力した状態が継続する）が生じることがあるので注意が必要です。

夜間睡眠中に頻繁に起きたり、時に入眠障害を伴う場合には夜間睡眠の質をよくするために短時間作用型の睡眠導入剤や抗精神病薬を使うことがあります。

若年期に発症する慢性疾患なので、最小限の薬剤で眠気による社会生活への不

＊**賦活化**：機能・作用を活発化すること。

利益を最低限にとどめる水準を目指します。子どもで決まった薬用量はなく、成人の薬用量と使用法を参考に、2分の1〜3分の2をめどに使用を開始することが望ましいです。また、休日などに休薬日を設けるなど、長期間の内服継続について、症状に応じて調整が必要です。小児の場合、重症であることが多いため、成人と同量程度必要になることも多いです。

2 特発性過眠症

1）概念

中枢性過眠症の1つであり、日中の眠気、数時間に及ぶ長時間の居眠りが主な症状です。

2）臨床症状

ナルコレプシーほど眠気は強くない場合が多いです。居眠り後の爽快感はありません。夜間睡眠で、中途覚醒はあまりなく、睡眠時間は長いことが多いです。診断基準では、睡眠潜時はナルコレプシー同様短い（8分未満）ですが、情動脱力発作を認めず、入眠時レム睡眠期は4～5回に1回以下。子どもでの頻度は低いです。

3）治療

ナルコレプシーの過眠症状に対する治療とほぼ同じですが、モダフィニル、ペモリン、などドーパミン再取り込み阻害と放出促進を主作用とする薬剤を使用します（メチルフェニデートは現在登録医しか処方できず、ナルコレプシー以外の保険適応は削除されたため、リタリンは使用できません）。

3 反復性過眠症

1）概念

傾眠エピソード（うとうとしていて睡眠に陥りやすい状態）が数日から数週間続き、その状態がまったく症状のない間欠期をはさんで反復的にくりかえされます。間欠期における覚醒水準、認知機能、行動は正常です。

傾眠期への誘因となる現象として、感冒症状*や、発熱、疲労、飲酒、月経など

*感冒症状：風邪をひいたときに出るようなくしゃみ、鼻水、発熱、倦怠感などの症状。

がありますが、まったく誘因がない場合もあります。ほかの過眠症に比べると頻度は低いですが、子どもの頻度は成人と比べると高いです。

2）臨床症状

傾眠期は、失禁はなく、自ら起きだして排泄を行います。食欲は低下することが多く、傾眠期の出来事については、覚えていないことが多いです。食行動の異常や、性的脱抑制行為*を伴うものは、クライン・レビン症候群（Kline-Levin Syndrome：ＫＬＳ）と呼びます。

また髄液中オレキシン濃度が、傾眠期が間欠期に比べ10～20％の症例で、低値であるという報告があります。

3）治療

たとえば感染予防、疲労をためないようにするなど誘因となる現象をさけるようにします。対症療法が中心ですが、薬物療法など効果は乏しいことが多いです。

＊**性的脱抑制行為**：状況に対する反応としての行動や感情を抑えることが不能になった状態で、性的な欲求を制御することができない状態を指す。

4　行動誘因性睡眠不足症候群

1）概念

夜間の睡眠時間が不足していることが原因で起こる、日中の強い眠気が主な症状です。眠気以外の症状はとくにありません。睡眠不足が長期間続いていると、眠気もかなり強いため、中枢性過眠症との鑑別が必要です。

2）臨床症状・治療

睡眠不足という自覚がない場合も多いため、睡眠日誌を記入してもらいます。平日の睡眠時間は5～7時間、土日祝日に睡眠時間の延長している（9～12時間程度）場合が多いです。治療は、その人にとっての充分な睡眠時間を確保することです。入眠困難例には睡眠導入剤の使用も検討します（図4－2）。

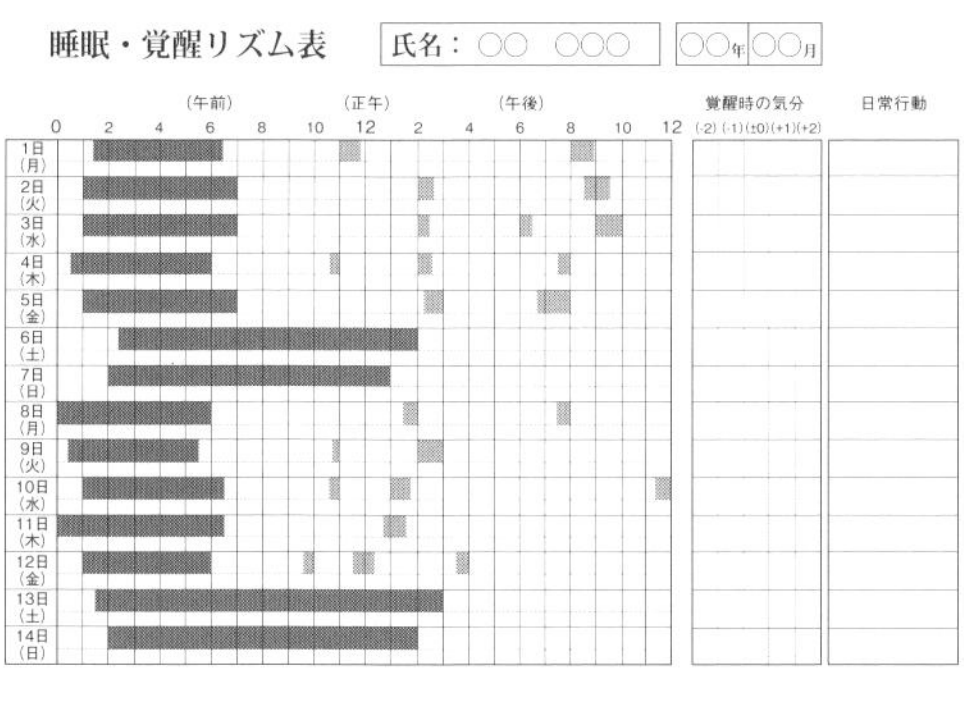

図4－2
行動誘因性睡眠不足症候群の睡眠日誌記入例

5　睡眠時無呼吸症候群（第６章参照）

肥満や、扁桃腺腫大《へんとうせんしゅだい》などがあると、睡眠中に物理的に呼吸気道が閉ざされてしまいます。これにより、血中酸素濃度が低下し、何度も脳が目覚めることで、夜間睡眠が量的質的に低下することによる日中の過眠症状です。詳しくは第６章をご参照ください。

6　概日リズム睡眠障害（第５章参照）

概日リズム障害による過眠症状とは、生活リズムが昼夜逆転し、睡眠が不規則になってしまうことなどによる日中の過眠症状です。詳しくは、第５章をご参照ください。

図４-３に症例の髄液オレキシン値と各疾患との相関を表しました。丸１つが一症例を示し、ＨＬＡ陽性例は斜線が入っています。健常群のみ成人の健常者で、

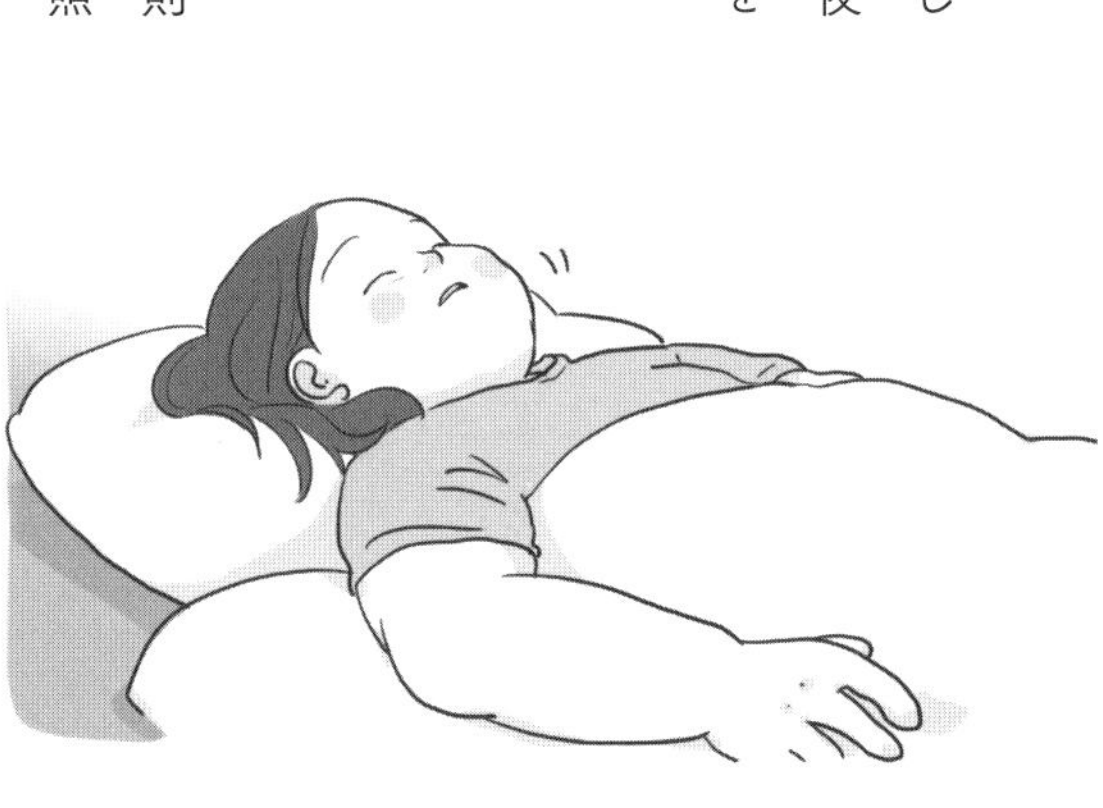

図4－3　ナルコレプシー、特発性過眠症、反復性過眠症、視床下部障害の髄液オレキシン値

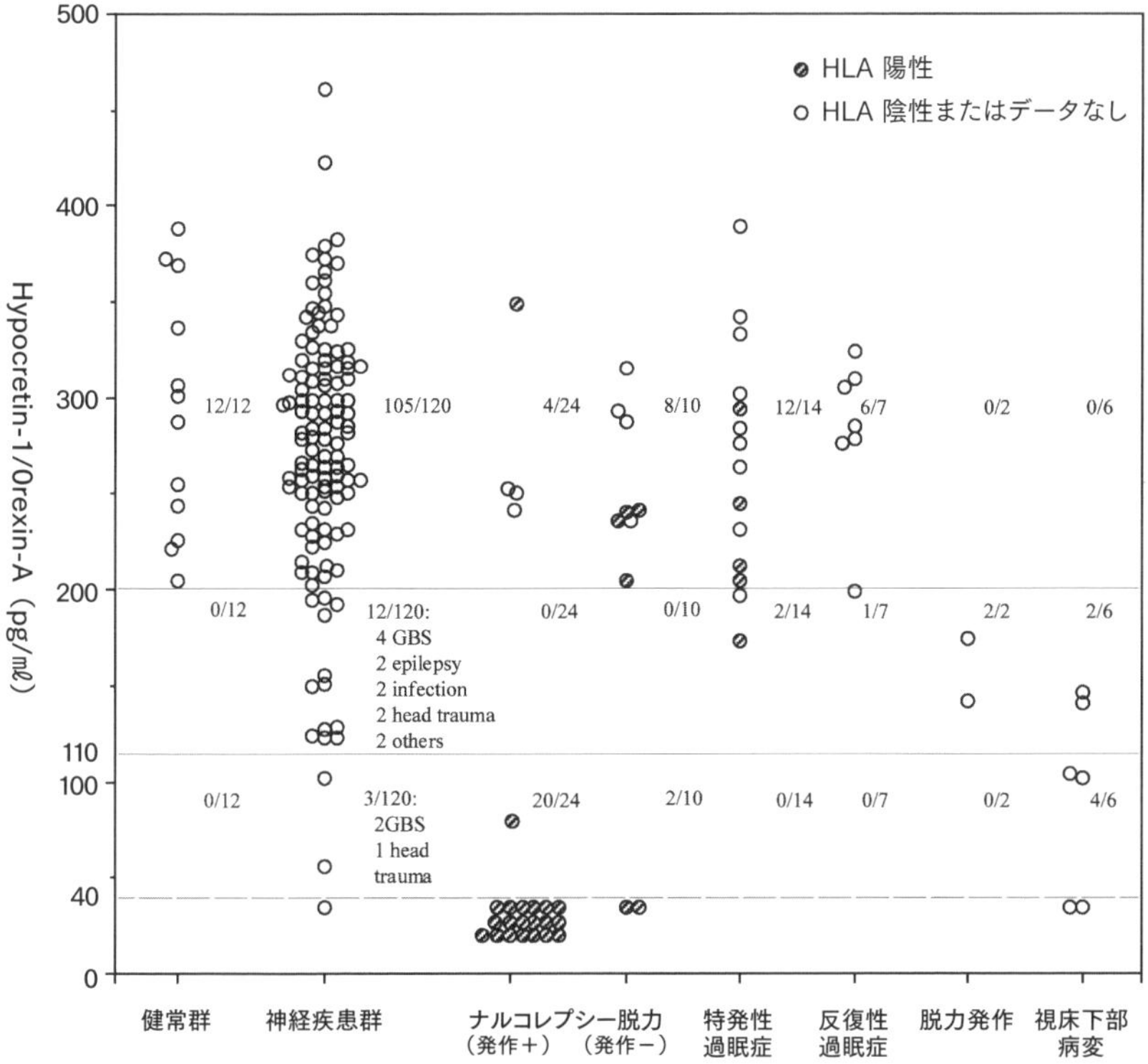

ほかは全て19歳以下の症例です。Guillain-Barré syndrome（GBS）や頭部外傷などで低値の症例を認めます。情動脱力発作があり、HLA陽性のナルコレプシー中核群では全て低値です。情動脱力発作はなく、入眠時レム睡眠期が複数回ある症例（発作二）では2〜3割が低値です。特発性過眠症や反復性過眠症では正常値です。脱力発作はNiemann-Pick type Cの2例で、右端の視床下部病変は本文中にある視床下部に病変のある6症例です。

第5章

昼夜が逆転しリズム障害に陥る子ども

1　生活習慣の変化

「24時間社会」は、1970年代から一般的になってきたと考えられます。「24時間都市」という言葉が『現代用語の基礎知識』に記載されたのは1972年のことでした。「時間どろぼう」に人間の時間が盗まれて、都市が24時間化されてしまうという、ミヒャエル・エンデの小説『モモ』が発表されたのもこの頃です。コンビニエンスストアの24時間営業が始まったのも1975年のことでした。

この社会生活の変化は、ヒトにどのような影響をもたらしているのでしょうか。また、リズムが乱れるという新たな病気を作り出したのでしょうか。

1）生活習慣の夜型化

日本は国民の睡眠時間が最も少ない国の1つであり[1)2)]、国民生活の夜型化が進んで就床時刻が年々遅くなっています。この傾向は、子どもにおいても例外ではありません[3)]。

社団法人日本小児保険協会が実施している幼児健康調査の中に、幼児期の睡眠習慣に関する調査項目が設定されており、１９８０年から10年ごとに調査した結果が報告されています。[4] それによると、夜10時以降に就寝する幼児の割合は、２０００年をピークに２０１０年では減少傾向にありますが、１９８０年に比べてまだ高い割合であることがわかります（表5−1）。起床時刻にはさほど変化はないため、就床時刻の遅れは結果的に睡眠時間を減少させます。

こうした幼児の睡眠習慣には、地域差があるとの調査結果があります。厚生労働省の21世紀出生児縦断調査[5)*]によると、大都市に居住する幼児は就寝時刻と就床時刻が遅く、反対に郡部に居住する幼児は就床時刻と起床時刻が早い傾向があると報告されています。また、幼児の睡眠習慣に対して、母親の養育意識が関係している、テレビの視聴時間と関係している、などの報告もなされています。[6)7)] これは、幼児の睡眠習慣は大人の社会生活の変化や意識の変化によって影響を受けている現れであり、幼児の睡眠衛生を考慮するうえで留意すべき事項です。

小学生以上の児童の平均就床時刻を調べた調査によると、小学生で22時台、中学生で23時半、高校生では0時半とかなり遅く、１９７０年に比べて睡眠時間は50分から1時間短くなっています。同時に睡眠不足を感じている子どもは、小学生で約60%、中学生で67%、高校生で74%に及ぶと報告されています。[8]

就床時刻が遅く睡眠時間が少ないという、最近の子どもの睡眠習慣の変化には、

	1980年	1990年	2000年	2010年
1歳半	25	38	55	30
2歳	29	41	59	35
3歳	22	36	52	31
4歳	13	23	39	26
5～6歳	10	17	40	25

表5−1 午後10時以降に就寝する幼児の割合（%）

＊**縦断調査**：同一調査対象を継続的に調査する方法。その実態や意識の変化をとらえることにより、同じ集団の行動変化のタイミングや因果関係が明らかになる。

夜間のテレビ、ゲーム、インターネットあるいは学校終了後の生活の変化などが影響を与えているようです[9)10)]。また、夜間にコンビニエンスストアに行く回数が多い子どもほど生活リズムが遅いとの報告もあります。

2）生活の夜型化がもたらす影響

では、生活習慣の夜型化は、どのような問題を引き起こすのでしょうか。1つは睡眠不足から引き起こされる問題です。就床時刻が遅れても、平日は起床時刻を遅らせることはできないため、結果として睡眠時間が減少します。

幼小児期では、深いノンレム睡眠時に成長ホルモンが盛んに分泌され、脳内の神経ネットワーク形成や細胞の修復・育成、骨・筋肉形成が行われることは、古くからよく知られています（第1章参照）。したがって、幼児期に夜更かしをして睡眠不足が続くことにより、脳や身体の発育に悪影響を及ぼすことは容易に想像がつきます。

ほかにも、幼児期に短時間睡眠はその後の肥満のリスク因子であると報告されています[11)]。3歳児健診時に質問票による調査と体格測定を行い、3歳児での肥満者を除外して追跡調査したところ、3歳のときに11時間以上の睡眠をとっていた子どもが中学1年生のときまでに肥満になる確率は12・2％であったのに対して、

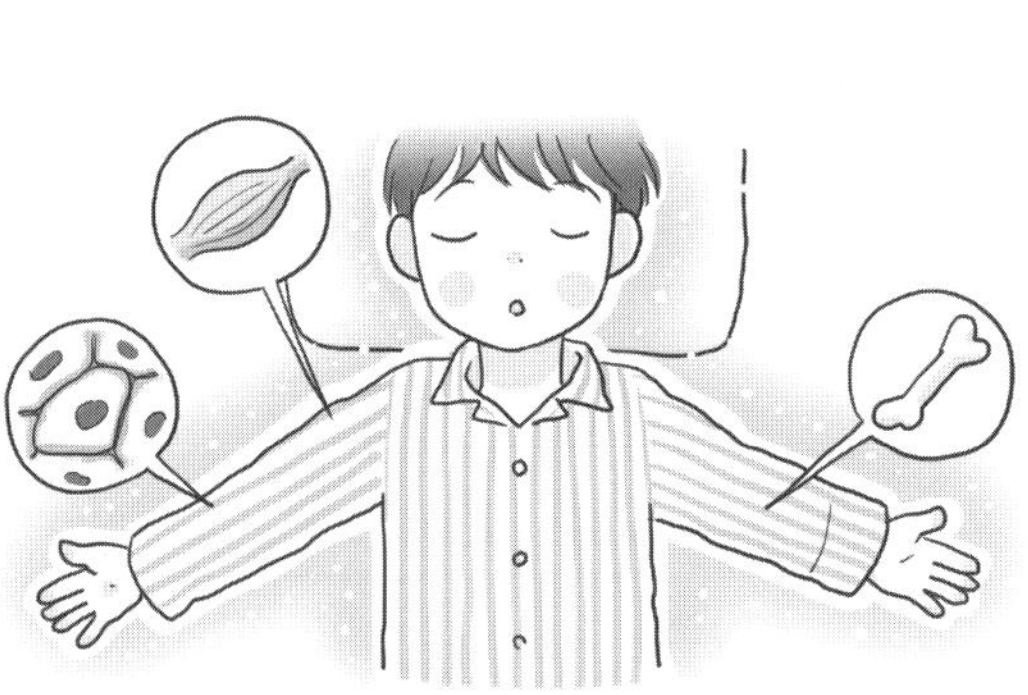

1日の睡眠が9時間台の子どもでは15・1%、9時間未満の子どもでは20・0%と、睡眠時間が短くなるほど肥満の発生率が上昇していたことが明らかにされています。

このことは、就学前からのよい睡眠習慣を身につけることが小児肥満をはじめとする小児の生活習慣病予防に重要であることを示しています[12]。

適切な睡眠をとれていない幼児には認知能力の遅れが見られるという指摘[13]もあり、睡眠と高次脳機能*との関連が示唆されています。アメリカの高校生における学業成績と睡眠習慣の関係についての調査によると、就寝時刻の遅い子どもほど、また睡眠時間の短い子どもほど成績が悪いことが報告されています[3]。日本においても、睡眠時間が短いあるいは長すぎる高校生で、成績が低下していることが示されており[14]、実験的な手法によって慢性的な睡眠不足が認知課題のパフォーマンス低下を引き起こすこと[15]を考え合わせると、睡眠時間の短縮は学業成績の悪化につながるといえるでしょう。

もう1つの問題は、生体リズムが乱れることです。生体リズムの乱れは、抑うつやイライラといった気分の悪さと関連していることが指摘されています[16]。

中学生における就床時刻の遅れ、夕方の過眠の頻度と日中の精神症状との関係をみた報告[17]では、就床時刻が遅いほど居眠りの頻度とイライラの程度が高く、抑

＊**高次脳機能**：記憶・注意機能・遂行機能（物事を論理的に考え、計画し、行動すること）など高度な脳の機能のこと。

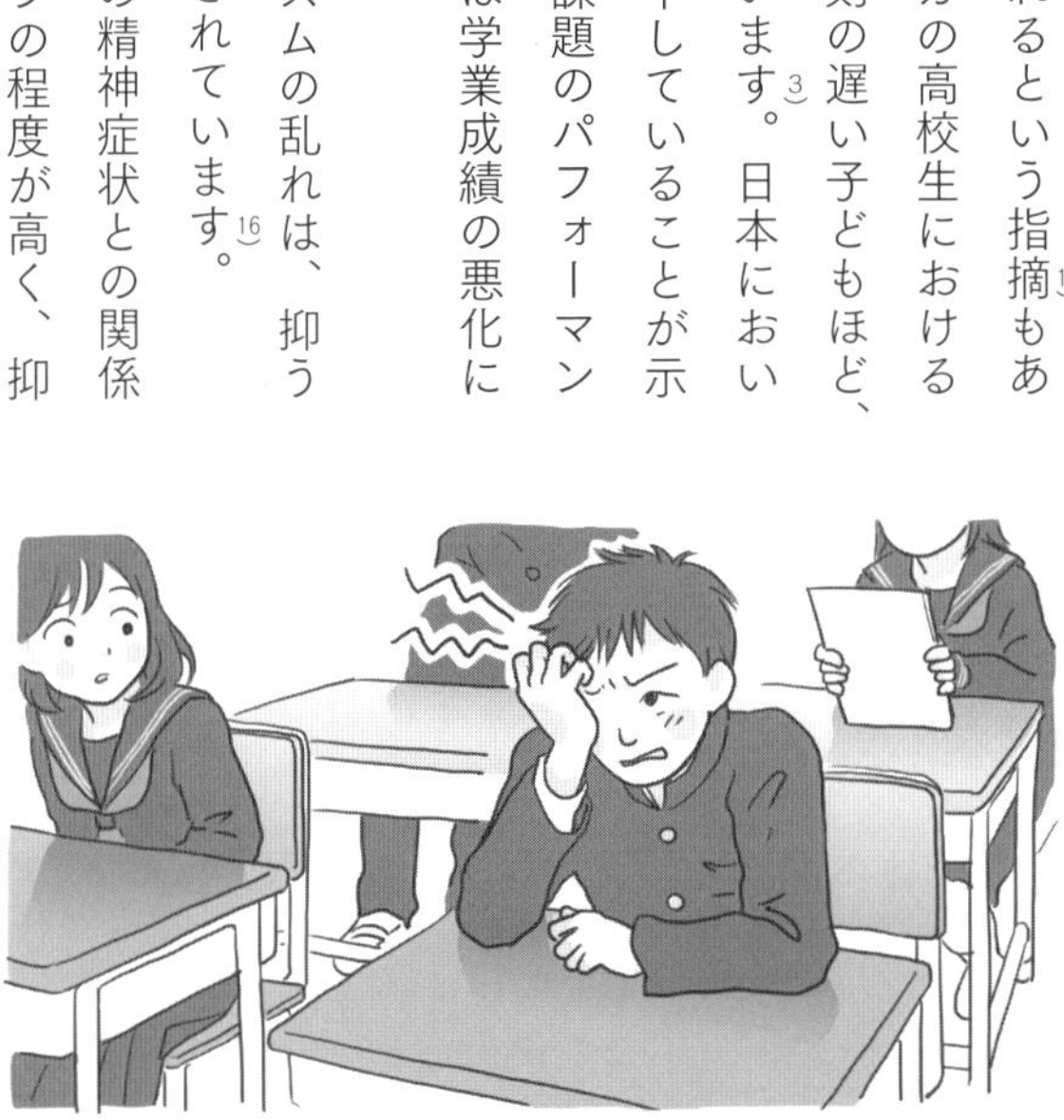

うつや不安の程度も症状が悪化しています。これは1日の総睡眠時間と関係がなくむしろ生体リズムとの関係が深いと考えられます。

このほかにも、乳幼児期の生活パターンは思春期の生活パターンにも影響を及ぼす、不定愁訴*や不登校とも関連するなども指摘されています[18][19]。

このように、睡眠時間の短縮や生体リズムの変調は、身体の発育に悪影響を及ぼすだけでなく、認知や精神症状にも悪影響を及ぼし、日常生活に支障をきたすと考えられています。

*不定愁訴：頭が重い、疲れた、よく眠れないなどの、何となく体調が悪いという自覚症状を訴えるが、検査をしても原因となる病気が見つからない状態。

2 リズム障害

1）概日リズム睡眠障害

夏休みなど長期の休みになると、子どもは夜更かしの朝寝坊になって睡眠覚醒リズムが遅くなることはしばしば見られます。これは病気なのでしょうか？　どのような状態が病気なのでしょうか？

病的に睡眠覚醒リズムが乱れたという状態は、「睡眠覚醒リズムと、自分の社会生活に合った睡眠覚醒リズムが慢性的にずれてしまい、戻せなくて困っている状態」とまとめられます。[20] 一時的に睡眠覚醒リズムが遅くなったとしても、新学期の開始や外出などの用事があるときに、そのリズムに合わせられる場合には、病的と判断しなくてもよいでしょう。

子ども自身の睡眠覚醒リズムで過ごせばよく眠れて起床もスムーズですが、社会生活の睡眠覚醒リズムに合わせようとすると寝つけずに朝も起きられない状態となります。このような疾患を概日《がいじつ》リズム睡眠障害といいます。自身の睡眠覚醒リズムが遅れてしまったものを睡眠相《すいみんそう》＊後退型《こうたいがた》、逆に早くなってしまったものを睡眠相前進型《すいみんそうぜんしんがた》、リズムが毎日遅れていくものを自由継続型、リズムが不規則になってしまったものを不規則型と呼びます。子どもで問題となるのは、睡眠相後退型、自由継続型です。

睡眠相後退型は、睡眠時間帯が望ましい時間帯から遅れて固定してしまうという状態です。[21] 典型的には、明け方にならないと眠れず、またいったん眠ると朝には起床できずに昼頃まで寝続けてしまいます。早くから就床しても明け方まで眠れません。テストや重要な用事などで強いモチベーションがあっても、朝起床できません。

長期休暇や夏休みで夜型の生活になり、休み明けの朝に起きれないことは誰しも経験することですが、健常な人の場合は数日で元の生活に戻ることができます。

＊**睡眠相**：1日のなかで眠っている時間帯のこと。

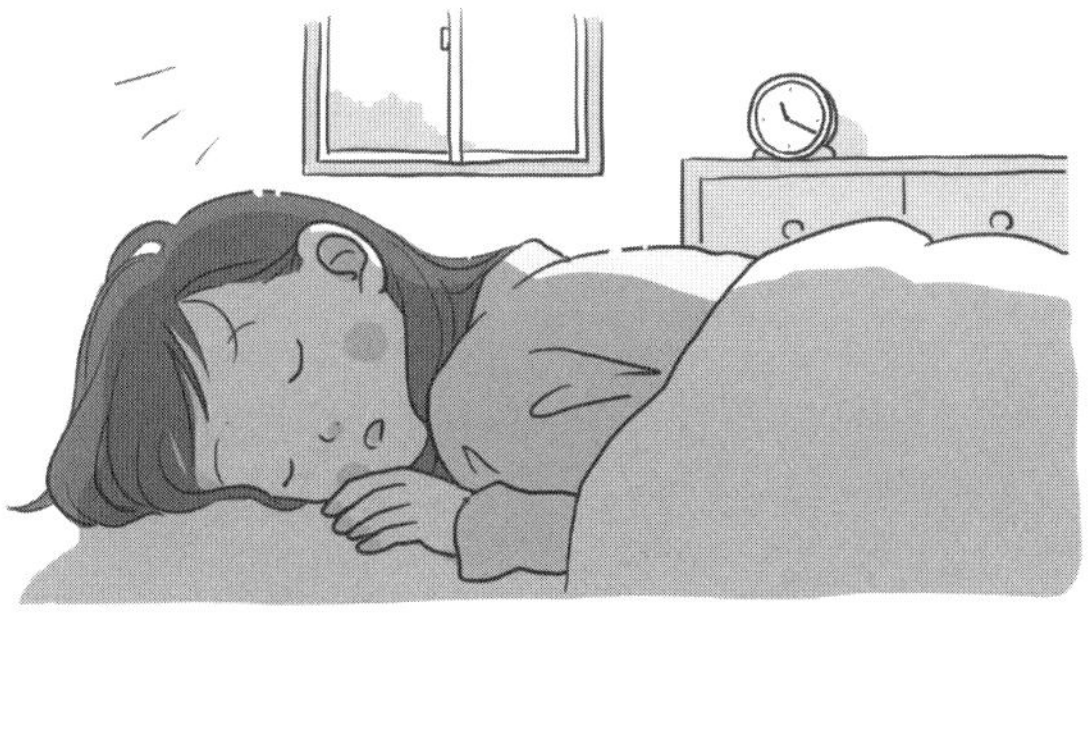

しかし、睡眠相後退型ではいったん睡眠時間帯が遅れると戻すことが非常に困難で、このような長期休暇や風邪などの体調不良をきっかけに発症する例も多く見られます。

自由継続型は、睡眠時間帯が毎日1時間程度遅れていくという特徴を示します[22]。このリズムに合わせて睡眠をとっていれば、睡眠相後退型と同様睡眠自体の質には異常はなく、起きている時間帯にも症状は認められません。無理に外界の時刻に合わせて生活しようとすると、眠気や頭痛・倦怠感《けんたいかん》などの身体的不調が出現します。

概日リズム睡眠障害は、生物時計の機能障害によって引き起こされると推測されていますが[23,24]、はっきりとした原因はわかっていません。ヒトの生物時計のもつ周期は24時間よりも長いため、ヒトの生物時計は毎日少しずつ遅れますが、毎日生物時計を早めることによって、24時間周期に合わせて生活しています。

目から入った光情報は、視覚情報処理を経ずに網膜視床下部投射という神経経路を通じて直接視床下部に伝達され、生物時計に作用します。ヒトでは、朝の光情報は生物時計を早め、夜の光情報は生物時計を遅くすることがわかっています[25,26]。なんらかの原因で朝に光を浴びることができないと、生物時計を早めることができず、睡眠覚醒リズムが遅れることになります。全盲の視覚障害者に睡眠相後退

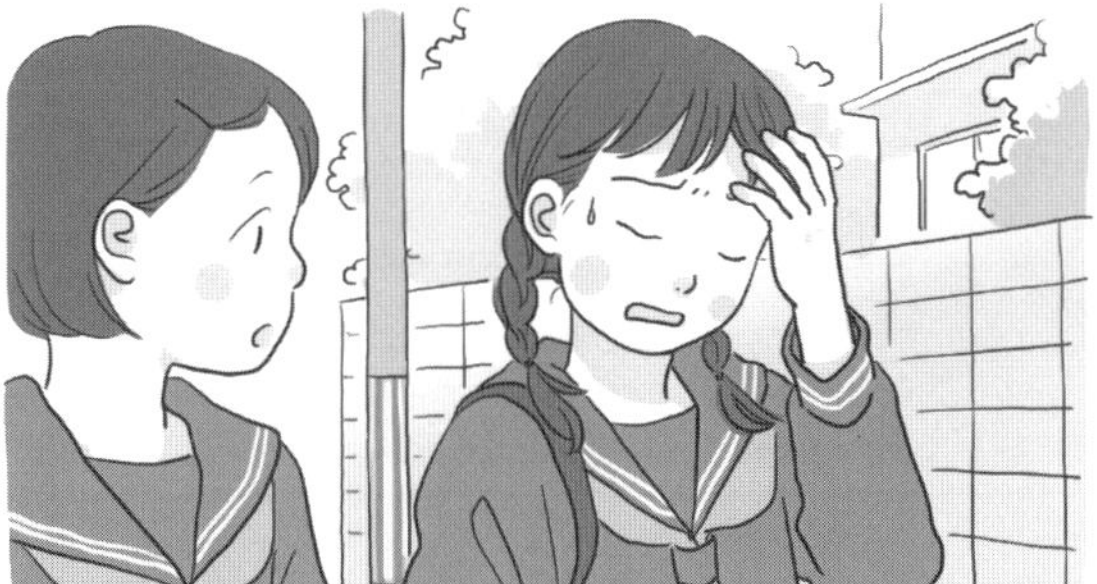

型や自由継続型の概日リズム睡眠障害が非常に多く見られるの[27]は、こうした理由によります。

睡眠時間が長く朝の光を浴びることができない、あるいは不登校や引きこもりなど朝起床できずに光を浴びることができない場合にも、睡眠覚醒リズムが遅れることになります。最近「夜型」の人の生物時計周期は長い傾向にあることが示されましたが、「夜型」の顕著な人が概日リズム睡眠障害後退型であるかどうかについては結論が出ておらず、周期も1つの要因にすぎないと考えられています。[28]「夜型」の生活を長年していると概日リズム睡眠障害になるわけではなさそうです。

このように、概日リズム睡眠障害は、生物時計の機能不全、睡眠時間の長さ、朝に光を浴びることができない心理社会的な要因、生物時計周期の延長など複数の要因が重なり合って発症するものと考えられます。

2）概日リズム睡眠障害と関連の深い病気

概日リズム睡眠障害を引き起こしやすい病気がいくつかあります。先天性の視覚障害、重度脳障害者、精神発達遅滞、アンジェルマン症候群*、レット症候群*などで概日リズム睡眠障害が見られることが報告されています。[29][30][31][32]重度脳障害児やアンジェルマン症候群では、睡眠覚醒リズムが不規則となって一定のリズムを示さ

***アンジェルマン症候群**：重度の精神遅滞・てんかん・失調歩行などを主徴とする奇形症候群。特徴は、意味のある言葉がでない重度の精神遅滞・小頭・両手をたたく動作・筋緊張低下・落ち着きがないこと・けいれん発作・笑い発作（誘因のない笑い）など。睡眠障害も特徴的。

***レット症候群**：生後6カ月から1年6カ月頃に発症する女子のみに起こる進行性の神経疾患。知能や言語・運動能力が遅れ、常に手をもむような動作や、手をたたいたり、手を口に入れたりなどの動作をくりかえすことが特徴的。現在、日本で推定5000人程度の患者がいるといわれている。

ない場合があります。

また、自閉症*や注意欠陥多動性障害（ＡＤＨＤ）*などでは、多彩な睡眠障害を合併しますが、入眠困難は概日リズム睡眠障害睡眠相後退型が合併している可能性が指摘されています[33]。

概日リズム睡眠障害との関連性が強い疾患として、慢性疲労症候群、起立性調節障害、うつ病*などがあります。小児慢性疲労症候群では、総睡眠時間が10時間程度と睡眠が長く、睡眠相が遅れるという、睡眠相後退型を示すことが多いと報告されています。

起立性調節障害では、ほとんどの場合に入眠困難と起床困難が起こり、午前中の体調不良は夜には回復する特徴をもち、睡眠相後退型を示します。こうした疾患の一部では、概日リズム睡眠障害が合併している場合がありますので、睡眠状態や睡眠リズムを確認することは重要です。

うつ病も概日リズム睡眠障害と関連がある場合があります。症例を提示します。

＊自閉症：46ページ参照。
＊ＡＤＨＤ：65ページ参照。
＊うつ病：49ページ参照。

症例

うつ病と概日リズム睡眠障害を併発した中学生の女の子

中学1年生の秋頃からとくに原因もなく、朝起きづらくなり、遅刻するようになりました。徐々に倦怠感を感じるようになり、次第に食欲不振、日中の眠気、憂うつな気分にもなりはじめ、学校に行けなくなりました。近所の病院でうつ病と診断され、抗うつ薬と睡眠薬を処方されましたが、効果がありませんでした。

その後、睡眠覚醒リズムが昼夜逆転から日ごとに遅れるパターンを示したため、筆者の病院を受診されました。睡眠日誌からは概日リズム睡眠障害非同調型と診断されました。抑うつ気分、食欲不振、疲労感、集中力の低下などが同時にあらわれ、うつ病も合併していると判断されました。薬物療法は効果がなかったことから、高照度光療法による睡眠覚醒リズムの改善を目的として入院治療を行いました。約2週間で、睡眠覚醒リズムが改善し、それとともに抑うつ症状も改善しました（図5－1）。

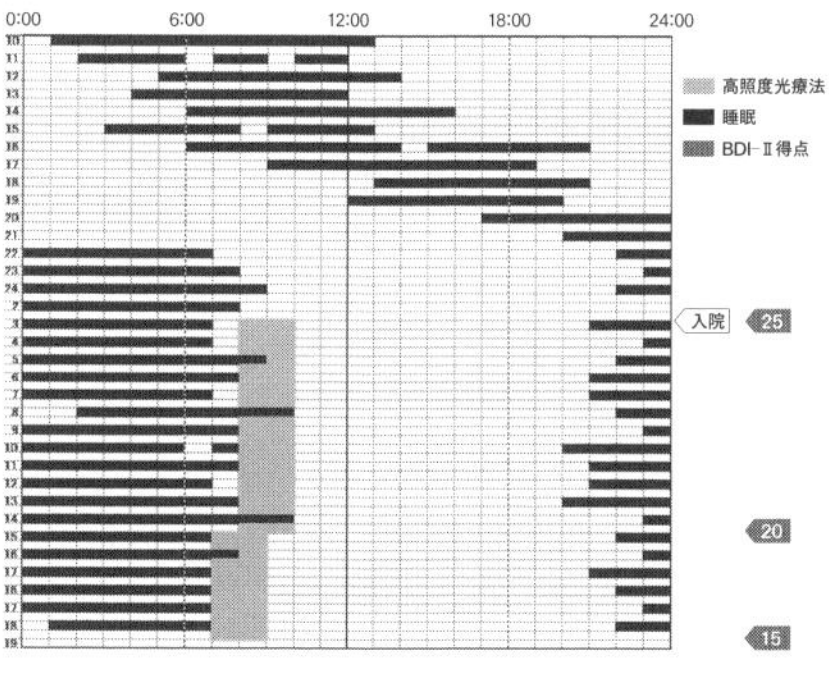

図5－1
入院前後の睡眠記録

▬▬のバーは睡眠を示す。入院前は睡眠相が遅れていく様子が観察される。入院し高照度光療法を試行したところ、睡眠相は固定され、抑うつ状態も改善した。

概日リズム睡眠障害とうつ病が合併することはまれではありません。[34] 起床が困難になると通常の社会生活が送れないために、うつ状態となる場合もあります。また、中には症例で紹介した彼女のように概日リズムが整うことによってうつ病も改善する場合があり、生物時計そのものの不調がうつ病の発現になんらかの影響を与えている可能性も考えられています。

このように、うつ病と概日リズム睡眠障害が併発している場合に概日リズム睡眠障害の治療を行うことは、うつ病の原因を考えるうえでも、うつ病の治療のうえでも重要と考えられます。

3 治療

概日リズム睡眠障害の治療は、24時間の明暗周期に合わせられない生物リズムを矯正することであり、時間生物学的治療法と呼ばれています。概日リズム睡眠障害の患者に睡眠薬や抗うつ薬を投与してもほとんど効果はなく、むしろ薬剤の持ち越し効果*によってさらに起床時刻が遅れることも見られます。時間生物学的治療法として、生活指導、高照度光療法、メラトニン療法などがあります。

＊**持ち越し効果**：薬の効果が翌朝まで残り、眠気、ふらつき、頭痛、倦怠感などが見られる。

1 生活指導

生活指導は治療の基本です。誤った生活習慣が、睡眠覚醒リズムを遅くしたり、概日リズム睡眠障害を悪化させたりしていることがしばしばあるからです。概日リズム睡眠障害と診断されない、生活リズムの遅れ・乱れには、生活指導が最も重要となってきます。

具体的にいうと、朝に光を浴びることは、生物時計を早め、リズムをもどす最大の治療法です。「早く寝る」ことより、「早く起きて光を浴びる」ことからするのがコツです。ベッドを日当たりのよい位置に移動し、朝決まった時刻にカーテンを開けて日光が入るようにして、朝の刺激を多くしましょう。起きたら光をたっぷり浴びます。朝ご飯をきちんと食べることも、リズムをつくるうえで重要です。朝食はきちんととるようにしましょう。さらに、午前中に外に出て運動するなど、活動量をあげることも大切です。

このように朝から午前の生活を正したうえで、夜早く寝る工夫をしましょう。夜に光を浴びると、朝の光とは逆に生物時計をより遅くしてしまうため、夜は明るい光を浴びないようにします。明るいコンビニエンスストアでの立ち読みなどは、もってのほかです。テレビや携帯電話、パソコンなどの使用は、夜は極力ひかえましょう。携帯やパソコンのモニターは、照度はあまり高くありませんが、そこから発するブルーライトが生物リズムを遅らせることが推測されています[35]。

また、概日リズム睡眠障害の人は、弱い光でも生物時計に影響しやすいことが報告されています[36]。夜は間接照明などにして、リラックスして寝やすい環境をつくりましょう。

2）高照度光療法

朝の光を人工的に当てて、生物時計のリズムを早めることにより、睡眠覚醒リズムを早くする治療法です。2500〜10000ルクスの高照度光が得られる蛍光灯が並べられた治療器の前に患者に座ってもらい、光源を1分間に数秒以上見つめさせ、1回につき2時間以上当てます[37]（図5-2）。可能であれば、自然に覚醒する時刻の2〜3時間前から当てるとよいでしょう。効果は1〜2週間後と比較的早く現れます。副作用として、頭痛、めまい、吐き気、不眠などがまれに見られますが、いずれも軽いものです。

3）メラトニン療法

メラトニンは松《しょう》果体《かたい》*で生合成されるホルモンで、昼間に分泌が低下し、夜に

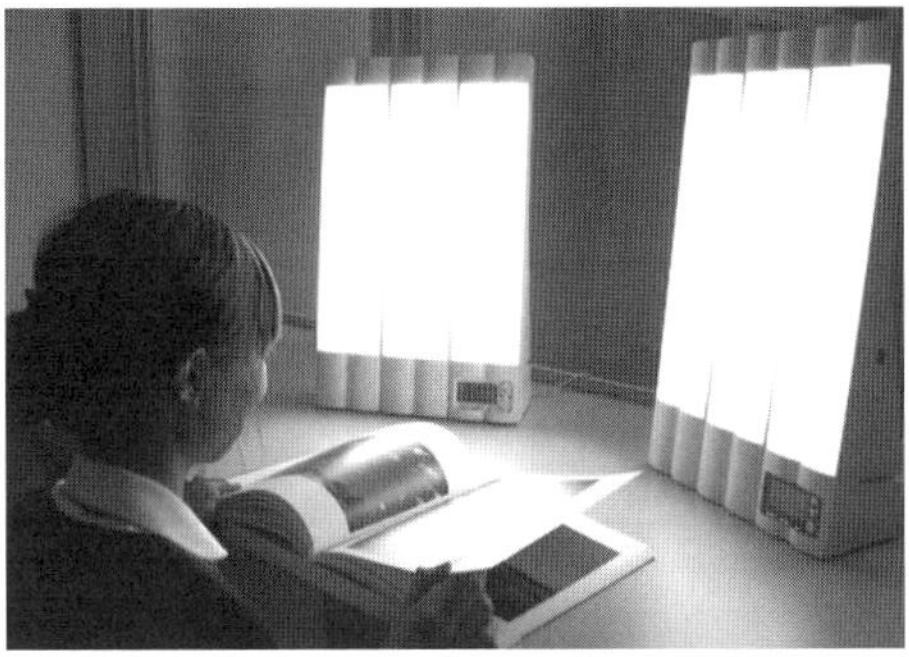

図5-2
高照度光治療器
ポータブル光治療器2台を使用し、高照度光療法を行っているところ。

＊**松果体**：メラトニンを分泌する脳内の内分泌器官。

分泌が高まるという日内変動を示します。夕方にメラトニンを投与すると生物リズムは早まり、朝に投与すると生物リズムは遅くなります。ちょうど光とは逆の関係です。

この作用を利用して、生物時計のリズムを早めることにより、睡眠覚醒リズムを早くする治療法です。メラトニン0・3～3mgを平均入眠時刻の7時間前に投与するのが効果的と考えられています。[38]

しかし、メラトニンは日本で販売されていないため、アメリカなどから個人輸入して服用することになります。2010年にわが国で承認されたラメルテオン（ロゼレムR）は、メラトニンMT1、MT2受容体アゴニストであり、メラトニンと同様の作用を示すと考えられます。[39] メラトニンと同様の服用時刻に、2～4mgを投与します。ただし、ラメルテオンの保険適応は不眠症のみで、概日リズム睡眠障害は保険適応外となるので、注意が必要です。

4 おわりに

朝きちんと起きて朝食をとり活動するという基本的な生活習慣が、子どもの心

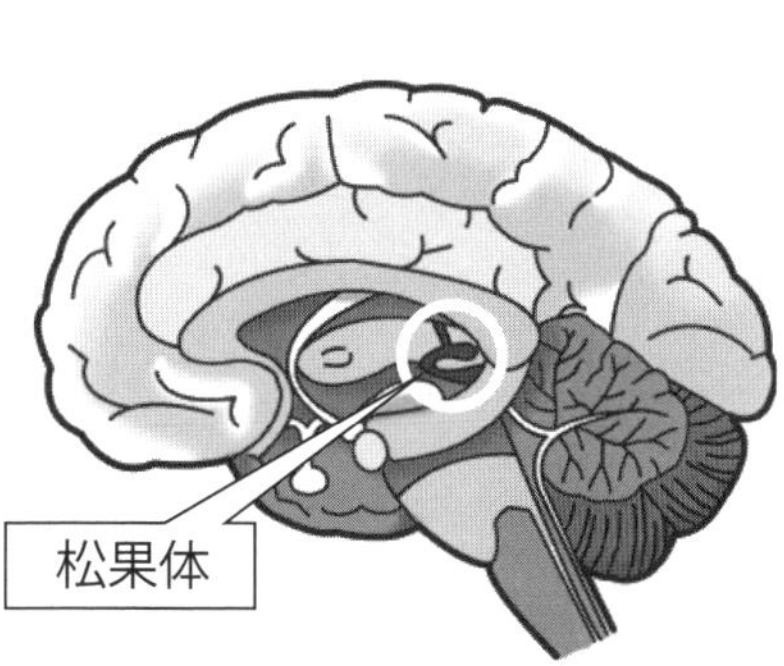

身の成長にとって非常に重要であり、それ自体が治療にもなります。子どもの正しい生活習慣をつけるためには、まず大人がこの基本的認識をもち、お手本になることが第一歩です。

第６章

子どもの睡眠時無呼吸症候群

成人の睡眠時無呼吸症候群は、山陽新幹線運転士の居眠り運転事故*などをきっかけに広く一般にも認知されるようになり、多くの患者が医療機関を受診するようになりましたが、子どもの睡眠時無呼吸症候群については、まだあまり知られていません。

幼児における有病率は報告により異なりますが、海外においては少なくとも1～2%と報告されており[1),2)]、われわれが地域小児の保護者を対象として行った問診票調査でも、睡眠時無呼吸は2・8%、常習的ないびき（週2日以上）は10・9%に見られており、まれな疾患ではありません。

「いびき」は、睡眠中の呼吸において空気の通り道（気道）が狭いことを意味し、睡眠時無呼吸症候群を示唆するサインの1つですが、子どもがいびきをかいていても、保護者の方も必ずしもそれを異常だととらえておらず、年配の祖父母の方の中には、「豪快でいいと思っていた」といわれた方もあります。

子どもの睡眠時無呼吸症候群は、成人とは現れる症状も異なるのですが、何より成長・発達に影響しうることが最も懸念される点です。子どもの睡眠時無呼吸症候群を早期に見出し、必要に応じて治療することが重要です。

子どもの睡眠時無呼吸症候群の特徴とその治療について、実際の症例とともに概説します。

***居眠り運転事故**：2003年2月26日JR山陽新幹線岡山駅で、東京行きの新幹線が、所定の位置より約100m手前で止まり、3両ほどがホームからはみ出したままになった。車掌が運転席に駆けつけると、運転士は腰かけたまま眠っていた。この運転士は、前日に8時間以上の睡眠をとっていたにもかかわらず、運転中に約8分間居眠りをしてしまった。この運転士は後に重症の睡眠時無呼吸症候群であることがわかり、その眠気のために重大事故を起こしうる可能性があることを広く世の中に知らしめる結果になった。

1 子どもの睡眠時無呼吸の症状と診断

子どもの睡眠時無呼吸で最も多いのは、閉塞性睡眠時無呼吸（Obstructive Sleep Apnea：OSA）です。症状に気づく機会が最も多いのは同居している保護者ですが、いびきや夜間の呼吸の様子、睡眠の状態から閉塞性睡眠時無呼吸の疑いがあれば、医療機関で精査を受けることになります。

睡眠障害国際分類において診断基準が示されており（表6－1）、睡眠検査（終夜睡眠ポリグラフィ）で1時間当たり1回以上の無呼吸・低呼吸が認められ、睡眠時や日中の障害を伴う場合に診断されます[3)4)5)]。大人の閉塞性睡眠時無呼吸が、1時間当たり5回以上の無呼吸・低呼吸と日中の眠気や睡眠の障害とされている点で、診断の基準も異なっています。

症状の違いとしては、成人睡眠時無呼吸症候群では、日中の眠気を生じる症例も多いのですが、子どもでは小学校高学年や思春期に眠気を訴える場合はあるものの、眠気の頻度は成人ほど高くありません。

一方、多動や不注意、衝動的行動といった症状を呈し、注意欠陥・多動性障害

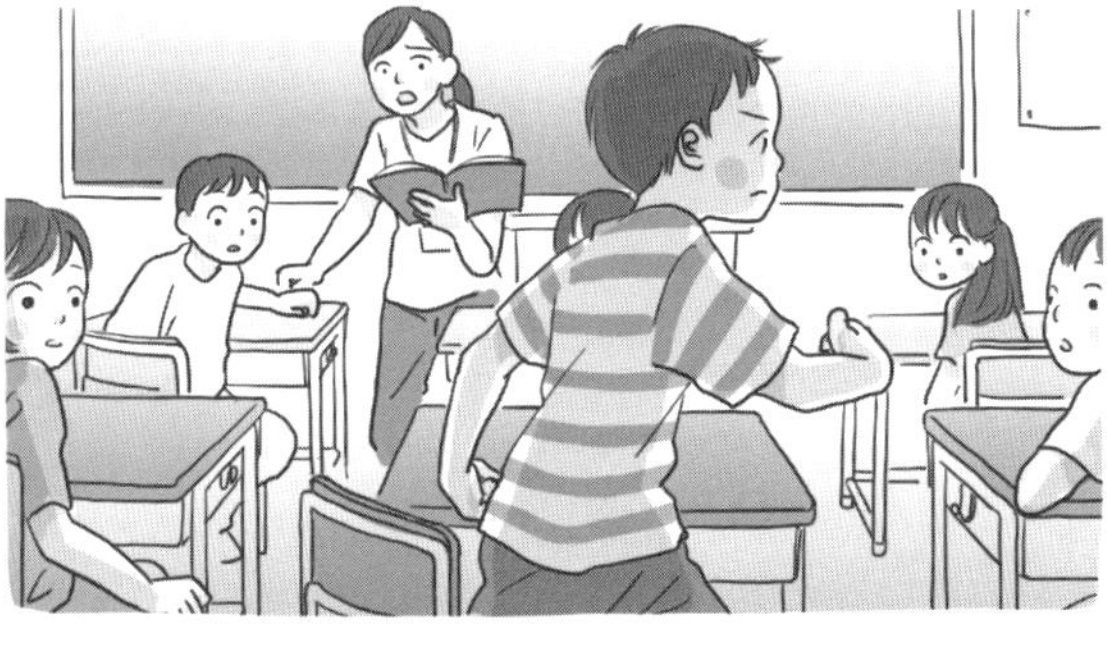

表6－1　小児閉塞性睡眠時無呼吸の診断基準（要約）

A. **睡眠中のいびき、努力性・閉塞性の呼吸障害、またはその両方に保護者が気づいている。**

B. **保護者が次のうち少なくとも1つに気づいている。**

吸気中の胸郭の内方への動き（通常とは異なる逆説的運動）
体動を伴う覚醒
発汗
睡眠中に首を後ろに反らす（頸部の過伸展）
日中の過度の眠気、多動、または攻撃的行動
成長の遅れ
朝の頭痛
続発性の夜尿症（一旦なくなったおねしょがまた起こるようになる）

C. **睡眠ポリグラフ検査で、1時間あたり1回以上の無呼吸・低呼吸（呼吸2回分以上の時間持続するもの）が確認される。**

D. **睡眠ポリグラフ検査で、以下のいずれかが確認される。**

呼吸努力の増加に伴った睡眠からの頻回の覚醒
無呼吸に伴った低酸素状態（動脈血酸素飽和度の低下）
睡眠中の炭酸ガスの蓄積（高炭酸ガス血症）
いびき
胸内部の圧力（食道内圧で測定）が著しく陰圧となり変動
吸気中の胸郭の内方への動き

E. **睡眠の障害が、その他の睡眠障害、身体疾患、神経疾患、薬物で説明できない。**

睡眠障害国際分類（第2版）による診断基準の一部を簡略化し、用語の説明を加えています。文献3)、4) より引用・改変。

（ADHD）＊と似た症状が見られ、ADHDと疑われたり診断されている症例もあります。

重症例では、成長障害を引き起こす場合もあります。成長・発達への影響としては、身体的発達の遅れに加え、時に成績不振も見られます。治療することで身長や体重の増加が見られる場合もあります。

＊ADHD：65ページ参照。

2 小児閉塞性睡眠時無呼吸の背景

小児閉塞性睡眠時無呼吸の病因として頻度が高いのは、アデノイド・口蓋扁桃《こうがいへんとう》肥大《ひだい》です[5)6)]。図6-1を見てください。小顎などの顎顔面形態や、肥満、鼻閉なども背景因子となり、これらが複合して閉塞性睡眠時無呼吸を生じます。このため子どもの場合は、風邪をひいたときや花粉症の季節だけ、いびきや無呼吸が増えるという保護者の声もよく聞かれます。

小児閉塞性睡眠時無呼吸では、親に閉塞性睡眠時無呼吸があるかどうかも重要なポイントです。骨格や体形といった素因は遺伝することから、両親などに閉塞性睡眠時無呼吸患者がいる場合、子どものリスクも高まる可能性があります。実

図６－１　口蓋扁桃肥大の分類

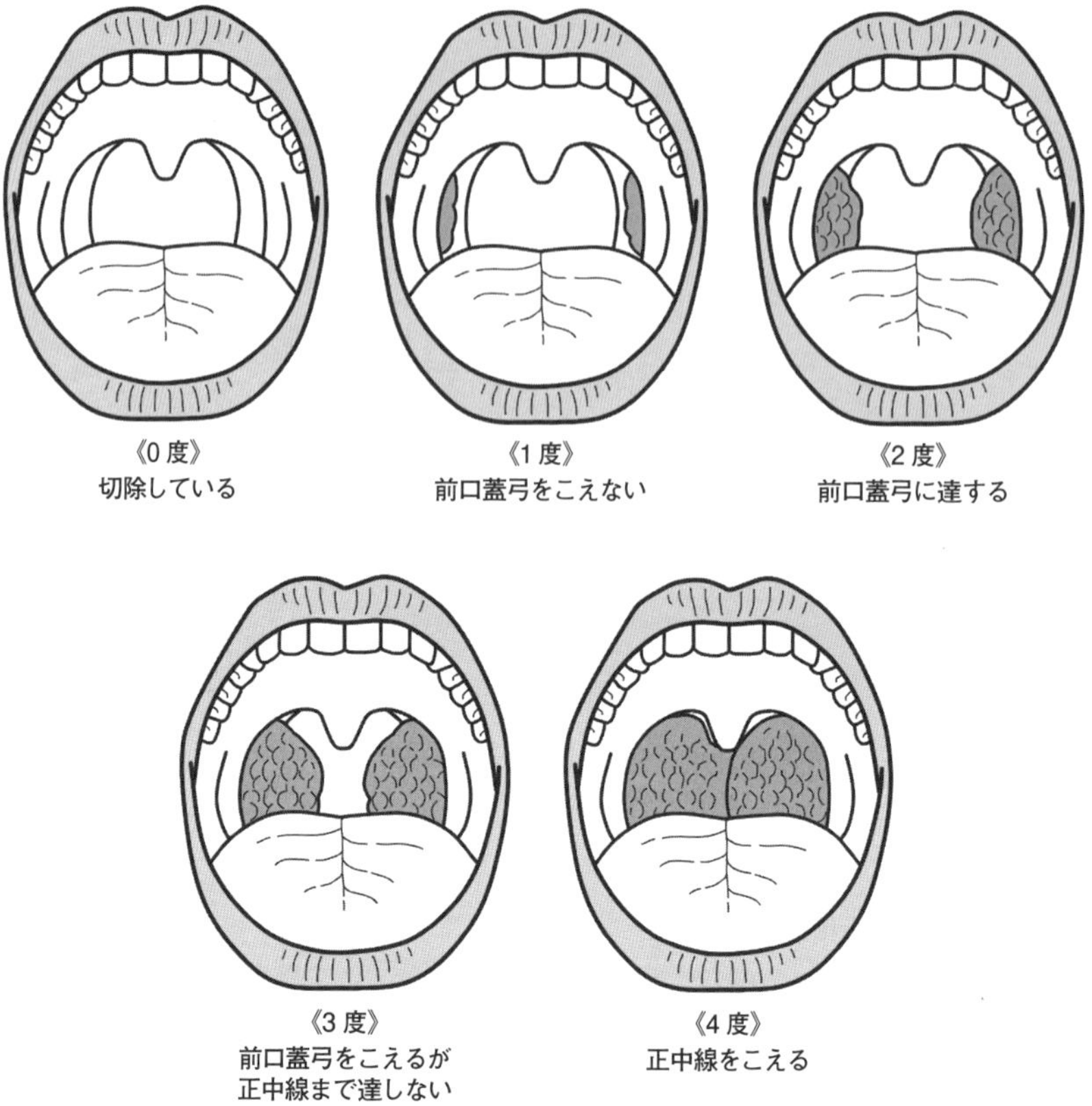
《0 度》
切除している
《1 度》
前口蓋弓をこえない
《2 度》
前口蓋弓に達する
《3 度》
前口蓋弓をこえるが
正中線まで達しない
《4 度》
正中線をこえる

米国における口蓋扁桃肥大の分類。

文献 5）より引用。

際、閉塞性睡眠時無呼吸で受診する子どもの両親（とくに父親）が同じ病気のケースも多く、また、兄弟にも閉塞性睡眠時無呼吸が見られ、家族のなかで複数の人が診断に至ることもまれではありません。

また、筋緊張低下（筋肉のゆるみ）を伴う神経や筋肉がおかされる病気や、顎顔面形成不全を伴う先天性疾患では閉塞性睡眠時無呼吸を生じやすく、脳性麻痺*やダウン症候群*では閉塞性睡眠時無呼吸の頻度は高いことが知られていますが、原疾患の症状に隠れ高度の閉塞性睡眠時無呼吸でも診断されていない場合も多く見られます。

3 小児閉塞性睡眠時無呼吸の検査

成人と同じように、終夜睡眠ポリグラフィ（PSG）により評価します。しかし小児科でこの検査を行っている医療機関は非常に少なく、成人の睡眠専門医療機関においても子どもに対応している施設は少ないことから、詳しい診断を受ける機会はまだ少ないのが現状です。かかりつけの先生に相談して、のどの状態を確認してもらい、必要に応じて専門医療機関を紹介してもらうことになります。

＊**脳性麻痺**：胎児がおなかのなかにいる時から出生直後（4週まで）の間に起きた、脳のなんらかの障害による「運動の異常」を指す。主な症状として、①運動発達の遅れ、②異常な運動と姿勢、③胸郭《きょうかく》が変形して関節が硬くなることがある。生後6カ月頃までは、首の座りが遅い、反り返りが極端に強いなどの症状で始まり、それ以降になると、興奮・緊張時に異常な姿勢をとる、手足が動きにくく突っ張るといった症状に続き、学童期に入ると、二次的障害として脊柱《せきちゅう》の側弯《そくわん》、関節が固くなり動きが制限されるなどが認められる。

＊**ダウン症候群**：最初の報告者であるイギリス人のジョン・ラングドン・ダウン医師の名前により命名された疾患で、染色体の突然変異によって起こる。ダウン症の特性として、筋肉の緊張度が低く、多くの場合、知的な発達に遅れがある。

診断基準のうえでは、少なくとも呼吸の2周期分持続する無呼吸・低呼吸の1時間当たりの回数（＝無呼吸・低呼吸指数、Apnea Hypopnea Index：ＡＨＩ）が１以上のものを異常と判断するとされています[7]（図6-2）。しかし、この基準で判定すると多くの子どもが正常範囲を超えてしまうことから、この基準の妥当性については議論もあります。

無呼吸・低呼吸により、脳波上の覚醒が生じることもありますが、生じないこともあり、子どもにおいては成人と比べて終夜睡眠ポリグラフィ上の睡眠の質には影響しにくく正常範囲の検査所見の場合もあります。小児閉塞性睡眠時無呼吸の診断にあたっては、無呼吸・低呼吸指数の数値だけではなく、何よりも臨床症状を重視して判断することが重要といえます。

呼吸に関連するセンサーだけを用いて検査を行う、睡眠呼吸モニタ（簡易終夜睡眠ポリグラフィ）も小児閉塞性睡眠時無呼吸のスクリーニングに用いられていますが、多くの場合、成人用の機材を用いて行われており、センサーのシグナルが十分得られない、あるいは夜間の子どもの体動によりセンサーが外れやすく、とくに年少児における有用性は確立されていません[8]。

われわれが地域で行ったスクリーニング調査においても、幼稚園児では十分な結果が得られない場合が多く、主に小学生以上でスクリーニングに用いるのが望

図6-2　睡眠時無呼吸の診断基準
この例では、呼吸の3周期分持続する無呼吸を示している。

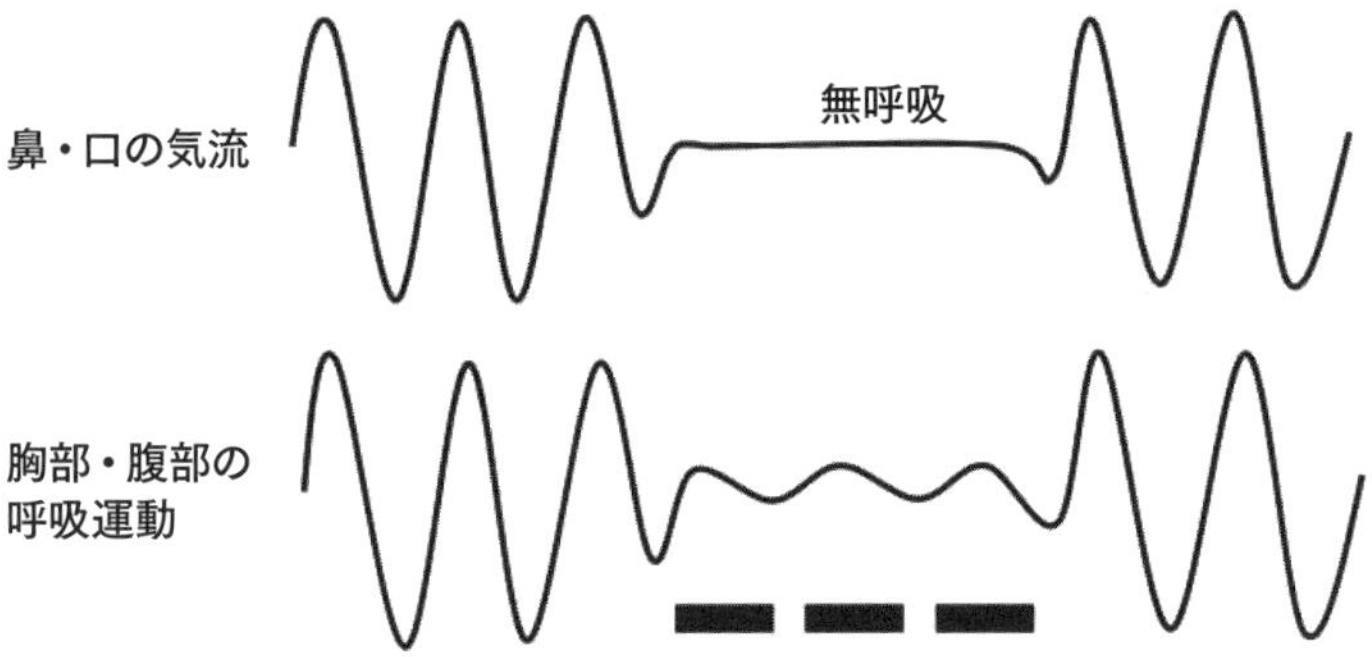

ましいと考えられます。

4 治療法とその選択

小児閉塞性睡眠時無呼吸を治療するうえでの問題点としては、どの程度の重症度、どのような症状があれば治療が必要かという指針が確立していないことがあげられます。その背景としては、終夜睡眠ポリグラフィの判読方法や正常範囲の定義について議論があること、短期的な治療効果についての検討はなされているものの、長期的予後についての検討が十分なされておらず、どのような患者が治療対象となるかについてのエビデンスが得られていないのが現状です。

アデノイド・口蓋扁桃肥大が閉塞性睡眠時無呼吸の原因と考えられる場合には、肥大したアデノイドと口蓋扁桃を取り除くことにより、上気道の閉塞が改善され、無呼吸・低呼吸の改善につながります。治療にあたっては、耳鼻咽喉科において上気道の評価を行い、入院して手術を行います。肥満など他の要因がある場合には、アデノイド・口蓋扁桃摘出術の効果が十分に得られない場合もあり、これらのリスク要因を手術前に評価することも必要です。

アデノイド・口蓋扁桃摘出術は約7割の症例で効果が得られる有効な治療法ですが、[8] 閉塞性睡眠時無呼吸の治療として手術で摘出するかどうかについては、医師により見解が異なる場合があり、保護者が治療をためらってしまうケースもよく見られます。扁桃腺・アデノイドは免疫機能を担っているため、安易に切除すべきではないとの見解から、頻繁に炎症・発熱などがないかぎり成長により相対的に小さくなるのを待つべきとして、重症度の高い閉塞性睡眠時無呼吸であっても切除に慎重な意見もあります。

一方、未治療の閉塞性睡眠時無呼吸は、成長・発達に悪影響を及ぼすだけでなく、顎や顔面の骨の発達にも悪影響を与えることから、早期に治療すべきとの意見もあります。エビデンスにもとづいた治療指針の確立が待たれますが、閉塞性睡眠時無呼吸が終夜睡眠ポリグラフィにて確認され、子どもの夜間の睡眠や日中の活動になんらかの影響が見られる場合には、治療を考慮することが望ましいと考えられます。

アデノイド・口蓋扁桃摘出術の適応とならない閉塞性睡眠時無呼吸症例では、経《けい》鼻《び》持《じ》続《ぞく》陽《よう》圧《あつ》呼《こ》吸《きゅう》療《りょう》法《ほう》（Continuous Positive Airway Pressure：CPAP）を行います（図6－3）。

ただし、子どもに対してCPAP治療をするにはいくつかの問題点があります。

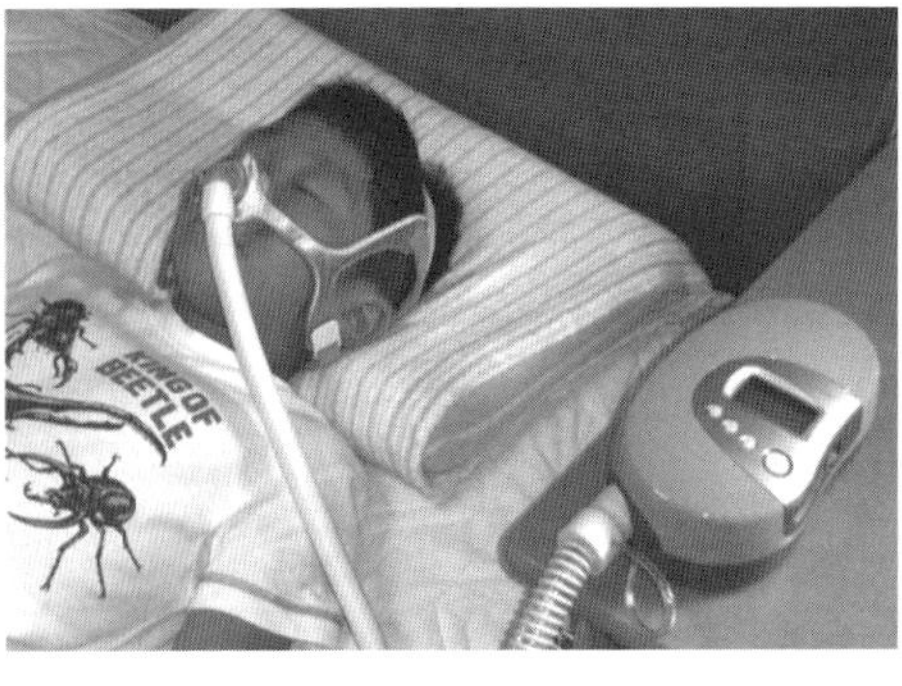

図6－3
経鼻持続陽圧呼吸療法（CPAP）のマスクを装着した子どもの様子
これを着けて寝ると夜間の呼吸が安定し、睡眠の質も改善する。

治療する子どもに合うサイズの小児用マスクを用意する必要があるほか、ＣＰＡＰの使用、とくにマスクの装着を子どもが嫌がることがあります。

そうした場合には、行動療法的アプローチを用いて円滑な導入をはかります。まず、子どもが楽しい状況、たとえば遊んでいるときにマスクのみを装着し、マスクに慣れさせます。次にマスクのみを装着して夜寝るようにします。さらに慣れてきたら、ＣＰＡＰユニットを装着し、寝るときに電源を入れるようにします。

もう１つのＣＰＡＰの問題点は、マスクの装着により顔の形に影響が出る場合があることです。とくに年少児においては、マスクによる圧迫のために、顔面の形に影響する場合があることが報告されており、注意が必要です。

成人の軽症～中等症の閉塞性睡眠時無呼吸の治療に用いられる口腔内装具（Oral Appliance：ＯＡ）の小児閉塞性睡眠時無呼吸への治療応用は確立されていません。治療の対象となる年齢が、顎顔面が成長する時期であることに加え、乳歯から永久歯に生え変わる時期にもあたることから、何歳以降で口腔内装具による治療が可能かについても十分な根拠が得られていません。

小児閉塞性睡眠時無呼吸に対しては、顎顔面リスクを早期に改善する必要があるとの観点から、上顎急速拡大（Rapid Maxillary Expansion：ＲＭＥ）が有効との報告がなされています[9]（図６－４）。これは、上顎を拡張させる器具を一定期間装着

図６－４　上顎急速拡大（Rapid Maxillary Expansion：ＲＭＥ）
文献９）より引用。

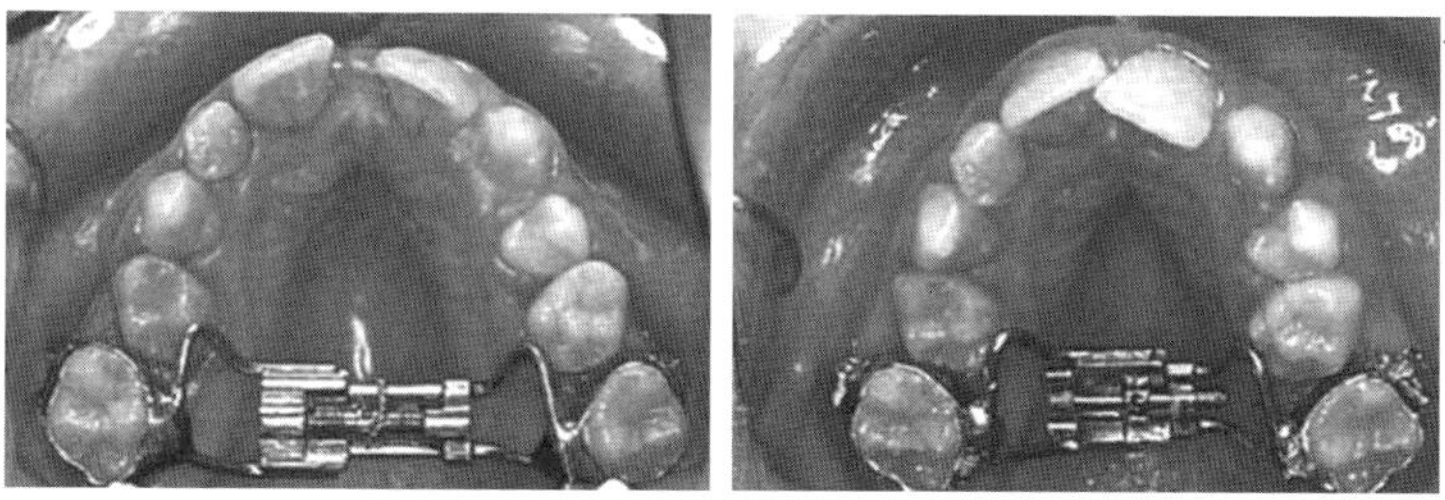

［装着開始時］

［治療開始３週後］
上顎の拡大が確認できる。

することで、上顎の形態リスクを取り除こうとするものですが、効果が続くかどうかといった問題点も指摘されています。

5 小児閉塞性睡眠時無呼吸の症例

症例1 夜尿を伴った5歳の女の子（身長110㎝、体重18㎏）

【主訴】

いびきをかく、毎晩おねしょをする

【現病歴】

1歳半頃からいびきがあり、保護者は「睡眠中に呼吸が止まっているのではないか」と思ったこともありましたが、診察は受けていませんでした。保育園の年長になってもほぼ毎日おねしょをしており、保護者が気にして睡眠専門クリニックを受診しました。

【診断】

終夜睡眠ポリグラフィにて、ほぼ終夜にわたるいびきが見られ、無呼吸低呼吸指数（ＡＨＩ）＝19・6回／時の重症閉塞性睡眠時無呼吸が認められました（図6-5）。

【経過】

扁桃腺・アデノイド肥大が認められたため、耳鼻咽喉科にて扁桃腺・アデノイド摘除術を受けました。睡眠時無呼吸の改善とともに、夜尿はまったく見られなくなりました。

【症例のポイント】

保護者は、1歳半頃には既にいびき・無呼吸に気づいていたものの、治療が必要とは思っていませんでした。夜尿をきっかけに受診となりましたが、閉塞性睡眠時無呼吸の治療により夜尿がなくなったことから、重症閉塞性睡眠時無呼吸が夜尿の原因であったと考えられます。閉塞性睡眠時無呼吸が長引く夜尿の原因となる背景としては、抗利尿ホルモンや脳性ナトリウム利尿ペプチドといったホルモンとの関連が指摘されており、閉塞性睡眠時無呼吸の子どもではこれらのホルモン分泌に影響し、夜間の尿生成が増加することも夜尿の一因となっています[10)11)]。

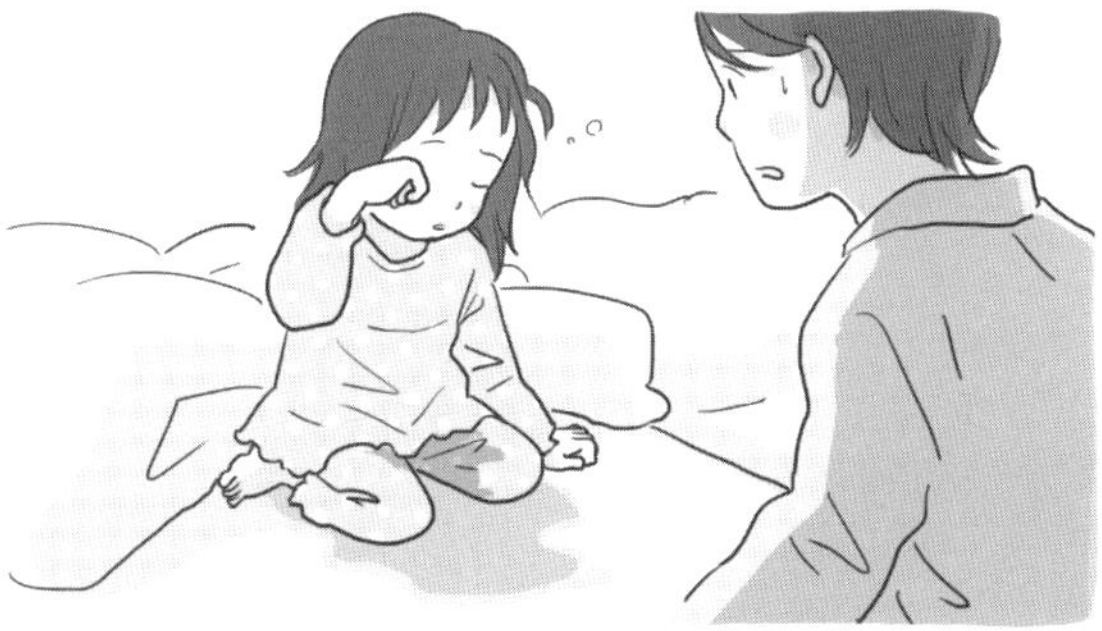

図6－5　睡眠時無呼吸の終夜睡眠ポリグラフィ所見

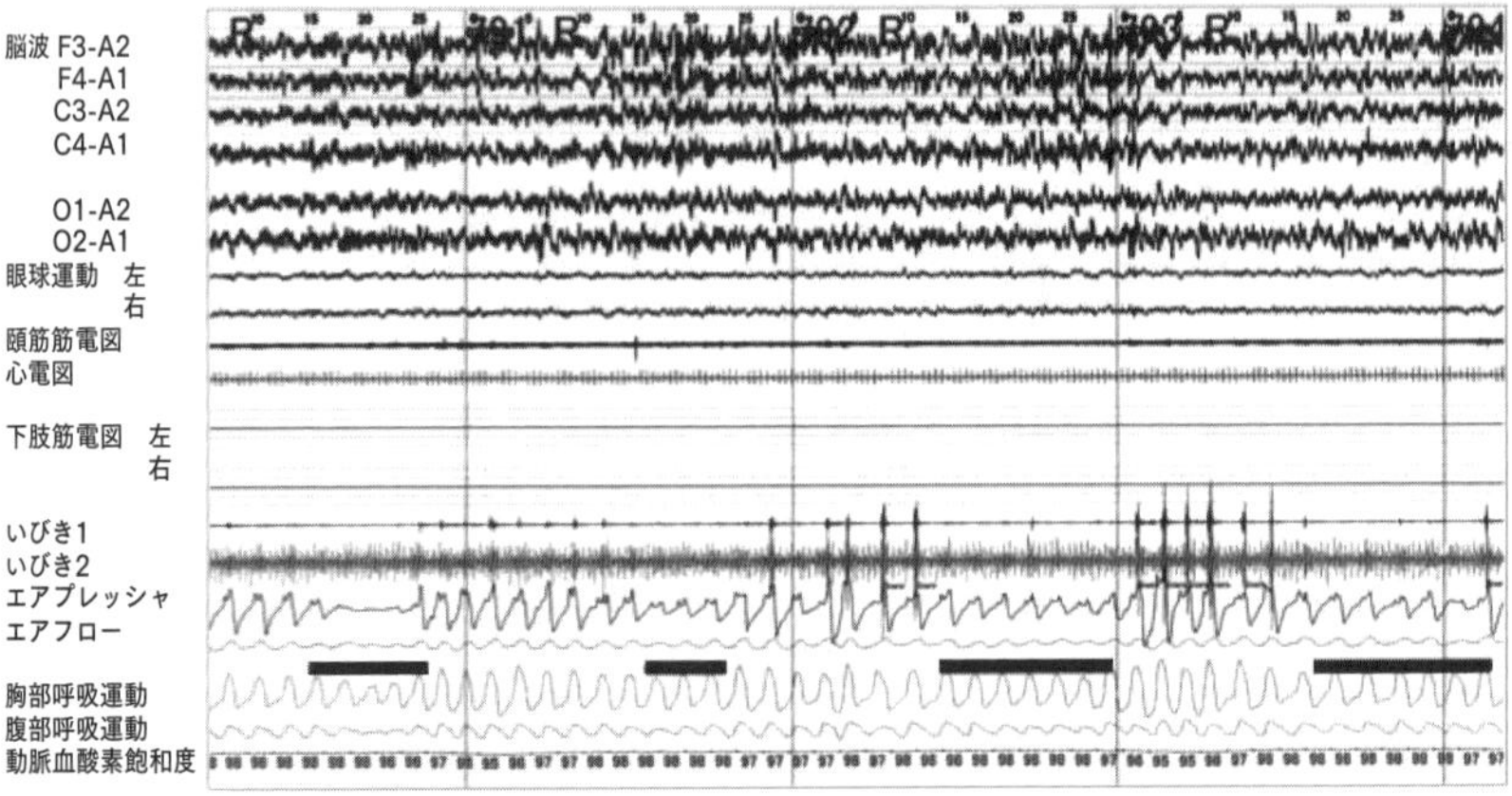

睡眠中に頻回の無呼吸・低呼吸（黒線の部分）が見られる。

症例2　睡眠時遊行症を伴った11歳の男の子（身長157㎝、体重46㎏）

［主訴］

いびき、夜間の異常行動

［現病歴］

受診3カ月前から、夜間に部屋のクローゼットを叩いたり、開け閉めする、部屋の中を歩く、電気をつけずに階段を下りるといった行動が見られました。本人は行動をまったく覚えていませんでした。父親にも睡眠時遊行エピソードがあります。家族は子どものいびきが大きいことに気づいていました。肥満はありませんが、顎は小さく、扁桃腺肥大が認められました。

［診断］

終夜睡眠ポリグラフィにて、終夜にわたるいびきが確認され、無呼吸低呼吸指数（AHI）＝30・8回／時の重症閉塞性睡眠時無呼吸が認められました。徐波睡眠中に、「はい」と言いながら、腕を上げ、起き上がってあたりを見回すような動作が確認されました。

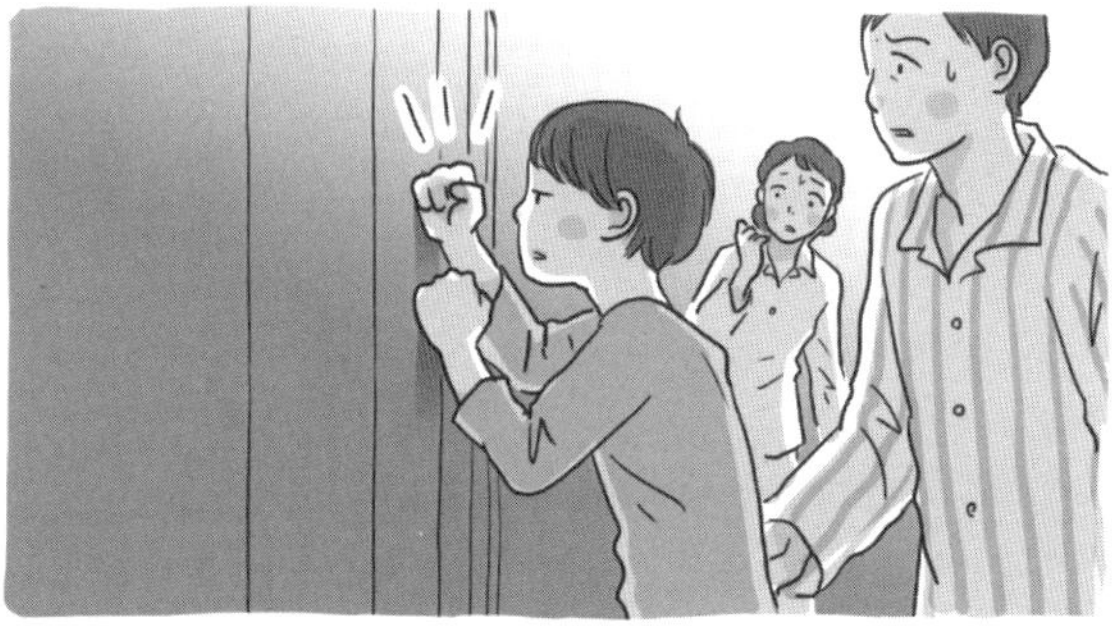

【経過】

治療のためCPAPを導入し、AHI＝3・5回／時と無呼吸・低呼吸は改善し、いびきも消失しました。CPAP使用にて、1カ月後には異常行動は著明に減少し、以後ほとんど生じていません。

【症例のポイント】

睡眠時遊行症とは、眠りに入るまでの間や睡眠中、睡眠からの覚醒時に生じる異常な運動・行動が見られるもので、閉塞性睡眠時無呼吸と合併することがあり、閉塞性睡眠時無呼吸の子どもでは睡眠時遊行症は2倍以上高頻度に見られます。[12] CPAPで閉塞性睡眠時無呼吸を治療することで睡眠時遊行症が著明に改善したことから、閉塞性睡眠時無呼吸がその症状に大きく影響を与えていた症例です。

この2症例に共通しているのは、受診のきっかけが睡眠時無呼吸ではなく、夜尿、睡眠時随伴症といったその他の睡眠障害であった点です。いびきには気づいていても保護者も病院にかかるほどのこととは考えておらず、睡眠検査を受けてはじめて治療が必要な睡眠時無呼吸症候群であるとわかったことが特徴といえます。

実際、夜尿や多動といったその他の症状をきっかけとして閉塞性睡眠時無呼吸が診断されることは少なくありません。小児閉塞性睡眠時無呼吸では、症状があっても診療に結びついていないケースも多いことから、典型的ないびき・無呼吸を見逃さないことも重要ですが、なんらかの睡眠の問題がある子どもには、睡眠時無呼吸症候群が隠れている可能性も考慮して、積極的に受診し評価することが望まれます。

6 おわりに

睡眠時無呼吸症候群はけっしてまれな病気ではありません。睡眠や日中の活動を妨げるだけではなく、成長・発達にも影響することも念頭に置いて、疑わしい場合には、まずかかりつけの先生に早めに相談することが必要です。

子どもの症状に気づく機会は保護者が最も多いといえますが、小児科、耳鼻咽喉科、歯科など、子どもが受診する機会が多い診療科や学校での健診などの場において、医師が閉塞性睡眠時無呼吸のリスクとなりうる状態に気づき、いびきの有無を確認することで、閉塞性睡眠時無呼吸のスクリーニングを行うことも有用と考えられます。

子どもの閉塞性睡眠時無呼吸については、まだ十分な研究が進んでいない側面もあります。疾患の背景因子や、診断のための有効なモニタリング方法、どのくらいの重症度であれば治療が必要か、長期にわたる影響などについて、今後のさらなる研究が必要であり、その成果が待たれます。

おわりに

子どもたちが健やかに成長していくために、適切な運動、バランスのとれた食事、十分な休養・睡眠が大切なことは大人は誰でも知っていることです。しかし、近年急速にIT化が進み、24時間社会となり、子どもも大人も眠りを大切にすることなどあまり考えるひまもなくなり、睡眠が不足してきています。その弊害がさまざまな社会問題を引き起こしています。

とくに成長期にある子どもは心身の発達に障害が見られ、さまざまな睡眠障害を引き起こすことは本書のなかで詳しく述べられています。さらに子どもに特徴的に見られる睡眠障害のために十分な睡眠がとれず、このことが心身の発達に大きな影響を与えることになります。

健康な子どもは自分の睡眠について考える習慣はあまりないでしょう。しかし眠れない子どももかなりいるようです。

この本の編集をすすめている間に、文部科学省が全国の公立小中高校生約2万3000名の生活習慣と睡眠と子どもの自立などの関係性に関する調査をまとめ、２０１５年5月に正式な結果を発表しました。

その調査結果によれば、夜遅くまで長時間にわたり携帯、スマートフォン、テレビ、ゲームなどをしている子どもたちは「自分のことが好き」と回答する割合が低く、「なんでもないのにイライラする」と回答する割合が高くなっています。また、土日曜の起床時刻が2時間以上ずれる子どもの多くが「平日にも授業中眠くて仕方ない」と回答しています。

このような結果をふまえて、子どもたちの食事、睡眠などの乱れを個々の家庭や子どもの問題としてとらえ、さらに社会全体の問題として学校、家庭、地域が連携して取り組んでいくことを提唱しています。

文部科学省は以前から「早寝早起き朝ごはん」国民運動を推進してきましたが、まだまだ不十分であるとして、今回さらに教育プログラムとして強化することが決まりました。その一環として「早寝早起き朝ごはんで輝く君の未来～リズムを整えよう～」というタイトルの資料を作り、学校教育に入れるようです。このような文部科学省が睡眠・生活リズムを教科として取り入れることはこれまで一部の学校では実施されてきましたがなかなか普及してきませんでした。

今回の取り組みにより、子どもたちの生活習慣が改善され、少子化社会のなかで健やかに成長することが期待されます。さらに地域、家庭をふくめて健全な育児、子どもの生活を守ることになれば子どもの出生率が上昇することにつながるでしょう。

本書を通してみなさまが少しでも子どもの睡眠について関心を深めていただければ幸いです。

著者を代表して
大川匡子

■参考文献

《はじめに》

1）Choi K, Son H, Park M, et al（2009）Internet overuse and excessive daytime sleepiness in adolescents. Psychiatry Clin Neurosci 63, 455-62
2）Cheng SH, Shih CC, Lee IH, et al（2012）A study on the sleep quality of incoming university students. Psychiatry Res 197, 270-4
3）Wong WS, Fielding R（2011）Prevalence of insomnia among Chinese adults in Hong Kong: a population-based study. J Sleep Res 20, 117-26
4）Do YK, Shin E, Bautista MA, et al（2013）The associations between self-reported sleep duration and adolescent health outcomes : What is the role of time spent on internet use? Sleep Med 14 (2), 195-200
5）原田哲夫（２００８）幼児・児童・生徒・学生の生活リズムと睡眠習慣――24時間型社会関連因子を含む生活環境因子に注目して――、時間生物学　14（１）、36-43

《第１章》

1）National Sleep Foundation（2004）The 2004 Sleep in America Poll. . www.sleepfoundation.org.
2）Ohayon MM, Carskadon MA, Guilleminault C, Vitiello MV.（2004）Meta-analysis of quantitative sleep parameters from childhood to old age in healthy individuals: developing normative sleep values across the human lifespan. Sleep 27 (7) : 1255-73
3）Waldhauser F, Weiszenbacher G, Tatzer E, Gisinger B, Waldhauser M, Schemper M, Frisch H.（1988）Alterations in nocturnal serum melatonin levels in humans with growth and aging. J Clin Endocrinol Metab 66 (3) : 648-52

4）Sadeh A, Mindell J, Rivera L（2011）"My child has a sleep problem": a cross-cultural comparison of parental definitions. Sleep Med 12 (5) : 478-82
5）Komada Y, Asaoka S, Abe T, Matsuura N, Kagimura T, Shirakawa S, Inoue Y.（2012）Relationship between napping pattern and nocturnal sleep among Japanese nursery school children. Sleep Med 13(1): 107-10
6）Sadeh A, Mindell JA, Luedtke K, Wiegand B.（2009）Sleep and sleep ecology in the first 3 years: a web-based study. J Sleep Res 18 (1) : 60-73
7）Mindell JA, Sadeh A, Wiegand B, How TH, Goh DY.（2010）Cross-cultural differences in infant and toddler sleep. Sleep Med 11 (3) : 274-80
8）Barajas RG, Martin A, Brooks-Gunn J, Hale L.（2011）Mother-child bed-sharing in toddlerhood and cognitive and behavioral outcomes. Pediatrics 128 (2) : e339-47
9）Komada Y, Adachi N, Matsuura N, Mizuno K, Hirose K, Aritomi R, Shirakawa S.（2009）Irregular sleep habits of parents are associated with increased sleep problems and daytime sleepiness of children. Tohoku J Exp Med 219 (2) : 85-9
10）Gangwisch JE, Babiss LA, Malaspina D, Turner JB, Zammit GK, Posner K.（2010）Earlier parental set bedtimes as a protective factor against depression and suicidal ideation. Sleep 33 (1) : 97-106
11）Fukuda K, Ishihara K.（2001）Age-related changes of sleeping pattern during adolescence. Psychiatry Clin Neurosci 55 (3) : 231-2
12）太陽紫外線防御研究委員会（２０１０）『からだと光の事典』朝倉書店
13）柴田重信（２０１１）『体内時計の科学と産業応用』シーエムシー出版
14）大川匡子（２０１０）『からだのリズムを考える　vol.1 体内時計編』「こころのサポート１」：61～63
15）大川匡子（２０１０）『からだのリズムを考える　vol.2 体内時計編』「こころのサポート２」：20～22
16）大川匡子（２０１１）『からだのリズムを考える　vol.3 体内時計編』「こころのサポート３」：70～72

《第2章》

1）米国睡眠学会著　日本睡眠学会診断分類委員会訳（２０１０）『睡眠障害国際分類　第2版―診断とコードの手引き』医学書院、21－24
2）内山真（２０１２）ＤＳＭ－５ドラフトにおける精神障害　11睡眠覚醒障害、臨床精神医学41：６３１－６３７
3）Benesse 次世代研究所（２０１１）第４回　幼児の生活アンケート～乳幼児をもつ保護者を対象に～
4）堀田秀樹（２００６）乳幼児健診時における夜泣きの調査、小児科臨床　59：１６５５－１６５９
5）堀内史枝、岡靖哲、淡野桜子　他（２０１２）児童青年期の睡眠の問題：学齢による眠気と睡眠時間との関連　不眠研究：１０１－１０４
6）Ohida T, Osaki Y, Doi Y et al.（2004）An epidemiological study of self-reported problems among Japanese adolescents. Sleep.27: 978-985
7）Kaneita Y, Ohida T, Osaki Y et al.（2004）Insomnia among Japanese adolescents: A nationwide representative survey. Sleep ; 29: 1543-1550
8）Moore M（2012）Behavioral Sleep Problems in Children and Adolescents. J Clin Psychol Med Setting 19(1) : 77-83
9）羽山順子、津田彰（２０１１）小児の睡眠問題に対する行動科学的アプローチ．Kurume University Psychological Research, 10 150-158
10）岡靖哲（２０１４）子どもの不眠の改善策、教育と医学７３５：44－52

《第3章》

1）Bassetti C, Vella S, Donati F, Wielepp P, Weder B.(2000)SPECT during sleepwalking. Lancet.; 356(9228) : 484-485
2）神山潤（２００８）『ノンレム睡眠からの覚醒障害―錯乱性覚醒、睡眠時遊行症、睡眠時驚愕症―』日本臨床、66（２）：３４５－３４９

3）Kawauchi A, Tanaka Y, Naito Y, Yamao Y, Ukimura O, Yoneda K, Mizutani Y, Miki T. (2003) Bladder capacity at the time of enuresis. Urology; 61 (5) : 1016-1018.

4）Watanabe H, Azuma Y.(1989)A proposal for a classification system of enuresis based on overnight simultaneous monitoring of electroencephalography and cystometry. Sleep.; 12 (3) : 257-264.

5）Schulz H, Salzarulo P. (2012) Forerunners of REM sleep. Sleep Med Rev.; 16 (1) : 95-108.

6）Nielsen TA, Paquette T, Solomonova E, Lara-Carrasco J, Popova A, Levrier K. (2010)REM sleep characteristics of nightmare sufferers before and after REM sleep deprivation. Sleep Med.; 11 (2) : 172-179.

7）GOODE GB.(1962)Sleep paralysis. Arch Neurol. 6: 228-234.

8）Picchietti D, Allen RP, Walters AS, Davidson JE, Myers A, Ferini-Strambi L.(2007)Restless legs syndrome : prevalence and impact in children and adolescents--the Peds REST study. Pediatrics.; 120 (2) : 253-266.

9）米国睡眠学会著　日本睡眠学会診断分類委員会訳（２０１０）『睡眠障害国際分類　第２版―診断とコードの手引き』医学書院

10）Picchietti MA, Picchietti DL. (2010) Advances in pediatric restless legs syndrome: Iron, genetics, diagnosis and treatment. Sleep Med.; 11 (7) : 643-651.

《第４章》

岡靖哲（２００６）『過眠症の診断における脳波検査の意義』臨床脳波、48：３７８−３８５

American Academy of Sleep Medicine : (2005) International classification of sleep disorders, 2nd ed.: Diagnostic and coding manual. American Academy of Sleep Medicine, Westcheter, Illinois,.

Paul C. Peterson, et al. (2008) Pediatric narcolepsy. Brain Dev ; 30 : 609-623.

吉田祥ら（２００８）『過眠症の診断・治療・連携ガイドライン』睡眠医療、２：３１１−３２３

神林崇（２００６）『視床下部病変によりオレキシン神経障害を来した２次性過眠症８例の検討』：脳と発

達（0029－0831）38巻5号、３４０－３４５

《第5章》

1）ＮＨＫ放送文化研究所（２０１０）国民生活時間調査、http://www.nhk.or.jp/bunken/yoron/lifetime/index.html

2）総務省（１９９８）平成18年社会生活基本調査、http:/www.stat.go.jp/data/shakai/2006/index.html Wolfson AR, Carskadon MA : Sleep schedules and daytime functioning in adolescents. Child Dev.69:875-887

3）田中秀樹（２００５）思春期の睡眠と心身健康―睡眠健康教育の必要性　睡眠障害診断のコツと落とし穴98－１０１、中山書店

4）日本小児保健協会（２０１１）平成２２年幼児健康調査速報版　小児保健研究 70：４４８－４５７

5）厚生労働省大臣官房統計情報部（編）（２００５）第２回21世紀出生児縦断調査

6）栗谷とし子、吉田由紀（２００８）幼児のテレビ・ビデオ視聴時間、ゲーム時間と生活実態との関連　小児保健研究67：72－80

7）服部真一、足立正、三宅孝昭ら（２００８）母親の養育態度が用事の睡眠習慣に及ぼす影響　小児保健研究66：３２２－３３０

8）石原金由（２００１）睡眠社会学　学校教育における睡眠障害の問題点　Pharma Media 20: 98-97

9）Oka Y, Suzuki S, Inoue Y（2008）Bedtime activities, sleep environment, and sleep/wake patterns of Japanese elementary school children. Behavioral Sleep Med,6: 220-233

10）Tagaya H, Uchiyama M, Ohida T, et al.（2004）Sleep habits and factors associated with short sleep duration among Japanese high-schoool students: A community study. Sleep and Biological Rhythms, 2 : 57-64

11）Souders MC, Mason TB, Valladares O et al.（2009）Sleep behaviors and sleep quality in children with autism spectrum disorders. Sleep,32: 1566-1578

12）関根道和、鏡森定信（２００７）子どもの睡眠と生活習慣病、医学のあゆみ20：８３３-８３６
13）鈴木みゆき（２００６）保育と睡眠、睡眠とメンタルヘルス、上里一郎（監修）、２０９-２３３、ゆまに書房
14）Wolfson AR, Carskadon MA（1998）Sleep schedules and daytime functioning in adolescents. Child Dev.69: 875-887
15）Van Dongen HPA,Rogers N, Dinges DF（2003）Sleep debt:Theoretical and empirical issues. Sleep and Biological Rhythms1: 5-13
16）浅岡章一、福田一彦、山崎勝男（２００７）子どもと青年における睡眠パターンと睡眠問題、生理心理学と精神生理学 25：35-43
17）Fukuda K, Ishihara K（2004）Evening naps and delayed night-time sleep schedule typically found in Japanese adolescents is closely related with their daytime majfunctioning. Sleep Biol Rhythms 2: S45-46
18）内田勇人、松浦信郎、諸富嘉男ら（１９９７）小学生の不定愁訴の背景 小児保健研究 56：５４５-５５５
19）三池輝久（２０００）不登校にまつわる小児の倦怠感 ストレスと臨床 ８：１-４
20）American Academy of Sleep Medicine（2005）The International Classification of Sleep Disorders, 2nd ed.：Diagnostic and Coding Manual. American Academy of Sleep Medicine, Westchester Illinois
21）亀井雄一（２００８）概日リズム睡眠障害―睡眠相後退症候群、睡眠相前進症候群― 日本臨床増刊号、３２０-３２４
22）早川達郎（２００８）概日リズム睡眠障害―自由継続型（非同調性）― 日本臨床増刊号、３３１-３４０
23）Okawa M, Uchiyama M（2007）Circadian rhythm sleep disorders: Characteristics and entrainment pathology in delayed sleep phase and non-24 sleep-wake syndrome. Sleep Med Rev 11: 485-96
24）Ebisawa T, et al（2001）Association of structural polymorphisms in the human period3 gene with delayed sleep phase syndrome. EMBO reports, 2：342-346

25）Czeisler, C.A., et al（1981.）Chronotherapy: resetting the circadian clocks of patients with delayed sleep phase insomnia. Sleep, 41:1-21

26）Minors, D.S., J.M（1991）Waterhouse, and A. Wirz-Justice, A human phase-response curve to light. Neuroscience Letters, 133 : 36-40

27）Lockley SW（1997）Relationship between melatonin rhythms and visual loss in the blind. J Clin Endrocrinol Metab 82 : 3763-3770

28）Kitamura S, Hida A, Enomoto M et al（2013）Intrinsic Circadian Period of Sighted Patients with Circadian Rhythm Sleep Disorder, Free-Running Type. Biol Psychiatry 73 (1) : 63-69

29）Miyata R（2006）Hypocretin-1 levels in Angerman syndrome. Sleep and Biological Rhytyhms 4 :183-185

30）田中肇、荒木章子、宮本晶恵他（１９９９）相外耳の睡眠障害治療に関する検討　小児科臨床 52：２００２-２００８

31）大川匡子（１９８５）ヒトの睡眠覚醒リズムの神経機序―重症脳障害児の生体リズムの観察とＣＴ所見と剖検所見に基づく検討　神経進歩 29：３４６-３６５

32）Nomura Y（2001）Neurophysiology of Rett syndrome. Brain Dev 23 : S50-57

33）Van der Heijden KB, Smits MG, van Someren EJ et al.（2005）Idiopathic chronic sleep onset insomnia in attention-deficit/hyperactivity disorder: a circadian rhythm sleep disorder. Chronobiol Int 22 : 559-570

34）Okawa M（2011）Delayed sleep phase syndrome and depression. Sleep Med 12 : 621-628

35）Figuerio MG（2011）The impact of light from computer monitors on melatonin levels in college students. Neuro Endcrinol Lett 32 : 158-163

36）Aoki H, Ozeki Y, Yamada N（2001）Hypersensitivity of melatonin suppression in response to light in patients with delayed sleep phase syndrome. Chronobiol Int 18 : 263-271

37）亀井雄一（２０１１）日光浴などの光照射による睡眠改善　薬局　62：１１３-１１７

38）Mundey K , Benloucif S , Harsanyi K et al（2005）Phase-Dependent Treatment of Delayed Sleep

Phase Syndrome with Melatonin. Sleep 28 : 1271-127
39）Richardson GS, Zee PC, Wang-Weigand S, Rodriguez L, Peng X.（2008）Circadian phase-shifting effects of repeated ramelteon administration in healthy adults. J Clin Sleep Med. 15 : 456-61

《第6章》

1）Ali NJ, Pitson DJ, Stradling JR.（1993）Snoring, sleep disturbance, and behavior in 4-5 years olds. Archives of Disease in Childhood 68 : 360-366
2）Redline S. Tishler P, Schluchter M, et al.（1999）Risk factors for sleep-disordered breathing in children associations with obesity, race, and respiratory problems. Am J Respir Crit Care Med 159 : 1527-1532
3）American Academy of Sleep Medicine（2005）Sleep starts (Hypnic jerks). In: The International Classification of Sleep Disorders; Diagnostic and Coding Manual (2nd ed), p 208-210, American Academy of Sleep Medicine, Westchester
4）米国睡眠学会著　日本睡眠学会診断分類委員会訳（２０１０）『睡眠障害国際分類　第２版―診断とコードの手引き』医学書院、２１９-２２０
5）宮崎総一郎・千葉伸太郎・中田誠一（編）（２０１２）『小児の睡眠呼吸障害マニュアル』全日本病院出版会
6）Friedman M, Ibrahim H, Joseph NJ.（2004）Staging of obstructive sleep apnea/hypopnea syndrome: a guide to appropriate treatment. Lalyngoscope 114: 454-459
7）American Academy of Sleep Medicine（2007）The AASM Manul for the Scoring of Sleep and Associated Events: Rules, Terminology and Technical Specification. American Academy of Sleep Medicine, Westchester
8）Marcus CL, Brooks LJ, Ward SD, et al（2012）Diagnosis and management of childhood obstructive sleep apnea syndrome. Pediatrics 130 : 714-755
9）Guilleminault C, et al（2005）Pediatric obstructive sleep apnea syndrome. Arch Pediatr Adolesc Med

159 : 775-785
10）Waleed FE, et al（2011）Impact of sleep-disordered breathing and its treatment on children with primary nocturnal enuresis. Swiss Med Wkly 141, W13216
11）Firoozi F, et al（2006）Resulution of diurnal incontinence and nocturnal enuresis after adenotonsillectomy in children. The Journal of Urology 175 : 1885-1888
12）Goodwin JL Kaemingk KL, Fregosi RF, et al.（2004）Parasomnias and sleep disordered breathing in Caucasian and Hispanic children - the Tucson children's assessment of sleep apnea study. BMC Med 2 : 14

シリーズ監修者

齊藤万比古（さいとう・かずひこ）

1979年7月国立国府台病院児童精神科。2003年4月国立精神・神経センター精神保健研究所児童・思春期精神保健部長。2006年5月国立精神・神経センター国府台病院リハビリテーション部長。2010年4月独立行政法人国立国際医療研究センター国府台病院精神科部門診療部長。2013年4月母子愛育会総合母子保健センター愛育病院小児精神保健科部長。日本児童青年精神医学会理事長、日本精神神経学会代議員、日本思春期青年期精神医学会運営委員。

専門は児童思春期の精神医学。長年、不登校・ひきこもりに関する臨床と研究に取り組んでいる。

編著書に『ひきこもり・不登校から抜け出す！』（日東書院　2013）、『素行障害―診断と治療のガイドライン』（金剛出版　2013）、『子どもの心の診療シリーズ1～8』（中山書店　2008～2011）、監訳書に『児童青年精神医学大事典』（西村書店　2012）など多数。

市川宏伸（いちかわ・ひろのぶ）

東京大学大学院薬学研究科修士課程修了、北海道大学医学部卒業。東京医科歯科大学神経精神科を経て、1982年より東京梅ヶ丘病院に勤務。1998年より同病院副院長、2003年より同病院院長となり、2010年より東京都立小児総合医療センター顧問。日本児童青年精神医学会監事。専門は児童精神医学、発達障害。

編著書に『発達障害―早めの気づきとその対応』（中外医学社　2012）、『AD/HDのすべてがわかる本』（講談社　2006）、『広汎性発達障害の子どもと医療』（かもがわ出版　2004）、『子どもの心の病気がわかる本』（講談社　2004）など多数。

本城秀次（ほんじょう・しゅうじ）

名古屋大学医学部精神医学教室助手、名古屋大学教育学部助教授を経て、現在、名古屋大学発達心理精神科学教育研究センター児童精神医学分野教授。医学博士。日本児童青年精神医学会常務理事、日本乳幼児医学・心理学会理事長、愛知児童青年精神医学会理事長。

専門は児童・青年精神医学。とりわけ、登校拒否、家庭内暴力、あるいは、強迫性障害、摂食障害など、神経症的問題に対して臨床的、心理療法的研究を行っている。

著訳書に『今日の児童精神科治療』（金剛出版　1996）、『乳幼児精神医学入門』（みすず書房　2011）、『子どもの発達と情緒の障害』（監修 岩崎学術出版社　2009）、コフート『自己の治癒』『自己の修復』（みすず書房　1995）ほか多数。

●第４章共同執筆

神林崇（かんばやし・たかし）

筑波大学国際統合睡眠医科学研究機構教授。1990 年秋田大学医学部卒業後、精神科医局に入局。1994 年から 1996 年までスタンフォード大・ナルコレプシー研究所に留学。1998 年秋田大学にて医学博士取得。2000 年より髄液中のオレキシン値の測定を開始して、ナルコレプシーの確定診断を行っている。2006 年秋田大学大学院精神科学講座准教授、2020 年より現職。著書（共著）に Narcolepsy: A Clinical Guide Mar 24, 2010 by Meeta Goswami and S. R. Pandi-Perumal など。

今西彩（いまにし・あや）

秋田大学医学部附属病院精神科医師・2019 年より同大学院医学系研究科病態制御医学系　助教。2004 年熊本大学医学部卒業。初期研修修了後、熊本大学泌尿器科に入局。泌尿器科医として民間病院、大学病院で 5 年間勤務。その後 2012 年より睡眠研究を志し、秋田大学精神科にて勤務。

●第５章執筆

亀井雄一（かめい・ゆういち）

医療法人超年会上諏訪病院　病院長、国立精神・神経医療研究センター精神保健研究所睡眠・覚醒障害研究部客員研究員。精神科医師。1988 年山梨医科大学医学部卒業。同学精神科神経科入局。同大学助手を経て、国立精神・神経センター国府台病院医長。2010 年から国立精神・神経医療研究センター、2018 年から上諏訪病院病院長。著書に『DSM-V を読み解く』（中山書店、2014、共著）など。

●第６章執筆

岡靖哲（おか・やすのり）

愛媛大学医学部附属病院睡眠医療センター長・准教授。神経内科・睡眠専門医。1992 年京都大学卒業、同大学神経内科に入局。愛媛大学医学部附属病院精神科神経科勤務を経て、ロンドン大学神経学部門に留学。京都大学医学系研究科にて博士（医学）を取得し、財団法人神経研究所附属代々木睡眠クリニック副院長、2012 年から愛媛大学。著書に『睡眠医学アトラス』（共著、真興交易医書出版部、2012）など。

［著者紹介］

◉編著者、第１章共同執筆

大川匡子（おおかわ・まさこ）

公益財団法人精神・神経科学振興財団、睡眠健康推進機構 機構長、医療法人社団絹和会睡眠総合ケアクリニック代々木 理事、他。群馬大学医学部卒業後、ベイラー医科大学睡眠研究所、イエテボリ大学臨床神経生理学教室に客員研究員として留学。帰国後は秋田大学医学部精神科、国立精神・神経センター精神保健研究所・精神生理部部長、滋賀医科大学精神医学講座／睡眠学講座・教授を経て、現職に至る。1989年ベルツ賞、2005年ポールヤンセン賞を受賞。著書、原著論文多数執筆。

●第１章共同執筆

駒田陽子（こまだ・ようこ）

明治薬科大学リベラルアーツ准教授。1994年早稲田大学第一文学部卒業。同大学院人間科学研究科博士課程修了。2002年学位（人間科学）取得。日本学術振興会特別研究員、国立精神・神経医療研究センター特別研究員、公益財団法人神経研究所研究員、東京医科大学睡眠学講座准教授を経て現職。

●第２章執筆

堀内史枝（ほりうち・ふみえ）

愛媛大学医学部附属病院精神科講師・子どものこころセンター長。1998年愛媛大学医学部卒業後、同大学精神医学講座に入局。ロンドン大学精神医学研究所へ留学し、理学修士（M.Sc.）を取得。2003年より愛媛大学にて児童青年期専門外来を開設，睡眠医療センターと協働で、子どもの睡眠障害の診療にも携わっている。著書に『青春期精神医学』（共著，診断と治療社，2010年）など。

●第３章執筆

井上雄一（いのうえ・ゆういち）

東京医科大学精神医学講座・同睡眠学講座 兼任教授。睡眠総合ケアクリニック代々木・理事長。1986年鳥取大学大学院医学研究科博士課程修了。財団法人神経研究所研究部・部長、財団法人神経研究所附属睡眠学センター（現公益財団法人神経研究所）・センター長などを歴任。著書に『ササッとわかる「睡眠障害」解消法』（講談社、2007)、『眠りを治す―― 熟眠できるハウツー＆治療』（小学館、2008）など。

■組版　GALLAP
■装幀　根本真路
■装幀画　祖敷大輔
■本文デザイン　飯塚文子
■本文イラスト　にしださとこ

子どものこころの発達を知るシリーズ ⑥

睡眠障害の子どもたち

子どもの脳と体を育てる睡眠学

2015 年　8 月 25 日　第 1 刷発行
2021 年 12 月 31 日　第 2 刷発行

監修者　齊藤万比古 ＋ 市川宏伸 ＋ 本城秀次
編著者　大川匡子
発行者　坂上美樹
発行所　合同出版株式会社
東京都小金井市関野町 1 - 6 -10
郵便番号　184-0001
電話 042（401）2930
振替 00180-9-65422
ホームページ　https://www.godo-shuppan.co.jp/
印刷・製本　新灯印刷株式会社

■刊行図書リストを無料進呈いたします。
■落丁・乱丁の際はお取り換えいたします。

ISBN978-4-7726-1148-0　NDC 370　210 × 148